Frank Liebke

Das große MSM-Buch

Dr. med. Frank Liebke

Das große MSM-Buch

VAK Verlags GmbH
Kirchzarten bei Freiburg

Verlag und Autor haben sich um eine geschlechtergerechte Sprache bemüht. Aus Gründen der besseren Lesbarkeit wurde im Text meist die männliche Form gewählt; alle Angaben beziehen sich selbstverständlich auf Angehörige aller Geschlechter.

Bibliografische Information der Deutschen Nationalbibliothek
Die Deutsche Nationalbibliothek verzeichnet diese Publikation in der Deutschen Nationalbibliografie; detaillierte bibliografische Daten sind im Internet über http://dnb.d-nb.de abrufbar.

VAK Verlags GmbH
Eschbachstraße 5
79199 Kirchzarten
Deutschland
www.vakverlag.de

2. Auflage 2024

Lektorat: Nadine Britsch
Layout: Richard Kiefer
Illustrationen: Luisa Hannemann
Umschlag: Kathrin Steigerwald
Satz & Druck: Friedrich Pustet GmbH & Co. KG, Regensburg
Printed in Germany
ISBN: 978-3-86731-235-6

INHALT

Für Heinz – keine 37 Tage, dafür ein Leben lang,
und für meine Familie – für immer.

Hinweise von Autor und Verlag

Dieses Buch dient der Information über Möglichkeiten der Gesundheitsvorsorge. Wer sie anwendet, tut dies in eigener Verantwortung. Autor und Verlag beabsichtigen nicht, Diagnosen zu stellen oder Therapieempfehlungen zu geben. Die hier vorgestellten Vorgehensweisen sind nicht als Ersatz für professionelle Behandlung bei ernsthaften Beschwerden zu verstehen.

Seit Ewigkeiten sind Gesundheit und MSM allerbeste Freunde. Ihre Freundschaft hält wie Pech und Schwefel – trotz ihres schlimmsten Feindes, der Illusion zu wissen!

Frank Liebke

Vorwort

Als ich Ende der 1990er-Jahre begann, meine ersten eigenen Erfahrungen mit MSM zu sammeln, trat ich unbewusst einen extrem spannenden Entwicklungs- und Erkenntnisprozess zum Thema Schwefel an, dessen Ende nicht abzusehen ist und das mein ärztliches Denken und Handeln bis heute nachhaltig beeinflusst. Angeregt durch erste positive Anwendungen bei Freunden und Patienten eroberte sich MSM bis heute allmählich einen Stammplatz in meinen individuellen Behandlungsprotokollen zu sehr vielen unterschiedlichen Erkrankungen, seien sie nun körperlicher oder seelischer Natur. Und unabhängig davon, ob ich MSM alleine oder als Bestandteil einer mehrgleisigen Therapiestrategie einsetzte, verdichteten sich rasch meine positiven Anfangsbeobachtungen zur beeindruckenden Gewissheit: Im großen Unterschied zu vielen anderen Nahrungsergänzungsmitteln zeigt MSM, spätestens ab einer gewissen Dosierung und Anwendungsdauer, bei den meisten Patienten absolut zuverlässig spürbare Wirkungen! Selbst schwerwiegende Symptome wie chronische Entzündungsschmerzen wurden oft in wenigen Wochen gelindert oder verschwanden gänzlich. Darüber hinaus konnten Medikamente in Hinblick auf die Dosierung und/oder die Zahl der verordneten Präparate häufig reduziert oder sogar gänzlich abgesetzt werden. Verblüfft stellte ich fest: MSM kann in der Behandlung für *den* entscheidenden Unterschied sorgen.

Beeindruckt von meinen Beobachtungen kam ich dem Wunsch des VAK-Verlages nach einem kleinen MSM-Buch (*MSM – eine Supersubstanz der Natur*) nur zu gerne nach. Innerhalb weniger Jahre entwickelte es sich in zahlreichen Auflagen zu *dem* Einstiegsklassiker in das Thema!

Dieses kleine Buch ist durchdrungen von der Erkenntnis, dass MSM bei vielen Krankheitsbildern, die von Schmerz und Entzündung geprägt sind, eine große Hilfe sein kann. Als Unterstützung bei Heuschnupfen gehört MSM mittlerweile zu den alternativen Klassikern. Außerdem zeichnete sich damals schon ab, dass MSM nützliche Dienste für eine gesunde Haut sowie für den Aufbau und Erhalt gesunder Haare und Nägel leisten kann. Die Fähigkeiten, die körpereigenen Entgiftungsvorgänge zu beschleunigen sowie Sehnen, Bänder und Gelenke gesund und elastisch zu erhalten, waren ebenfalls schon Teil des Buches. Die Stärke des Einsteigertitels liegt klar auf den Schwerpunkten, *dass* MSM wirkt und *wofür* es eingesetzt werden kann. Leider musste ich damals noch einiges zum Thema *wie* MSM wirkt, schuldig bleiben.

Zumindest aber lag ich mit meiner Vermutung, dass MSM seine gesundheitsfördernden Wirkungen wenigstens zum Teil über die Freisetzung von Methylgruppen und die Umwandlung in bestimmte Schwefelverbindungen entfaltet, schon damals richtig. Mehr war jedoch nicht bekannt. Die Erkenntnislage dazu hat sich zum Glück inzwischen geändert. Die moderne medizinische Forschung zur Wirkung verschiedener Schwefelverbindungen im Körper fördert seit einigen Jahren fantastische Ergebnisse zutage. Sie bringen viel Licht ins bisherige Dunkel über die Wirkweise von MSM. So liefern sie zum Teil spektakuläre Erklärungsmodelle, die meine ärztliche Erfahrung, dass nahezu jeder Mensch mit chronischen Gesundheitsstörungen von MSM profitieren wird, schlüssig untermauern.

Dieses neue Buch repräsentiert daher in erster Linie meine langjährige Erfahrung im Austausch mit Kolleginnen und Kollegen sowie Patientinnen und Patienten. Die hier aufgeführten wissenschaftlichen Referenzen dienen selten als hieb- und stichfeste wissenschaftliche „Beweise“ oder als hundertprozentige Belege für meine Informationen, Aussagen und Erfahrungen. Ganz überwiegend sind sie als orientierende Hinweise für interessierte Leserinnen und Leser gedacht, die tiefer in die hochinteressante neue Schwefelwelt von MSM vordringen möchten.

Der größte Gewinn für eine bessere Gesundheit ist es, mit Freude und Neugier selbst Verantwortung dafür zu übernehmen. Es gibt so viel spannendes und wirksames Wissen zu entdecken rund um die Themen Ernährung, Bewegung und Entspannung – wer sich davon inspirieren lässt, kann die eigenen Gesundheitskräfte in einem Maß fördern, das die meisten medikamentösen Therapieoptionen um Längen schlägt.

Für all jene, die sich bereits auf diesen Weg gemacht haben, ist MSM ein treuer Begleiter mit beeindruckenden Wirkungen. Und wer noch an der Wirksamkeit von MSM zweifelt, weil die Ergebnisse randomisierter Doppelblindstudien auf sich warten lassen, und den langjährigen Erkenntnissen der Erfahrungsmedizin – oder „Evidence-based Medizin“ – nicht vertrauen mag, dem möchte ich dennoch den kurmäßigen Gebrauch von MSM ans Herz legen, der einer allgemeinen Gesunderhaltung dient. Bei welchen Krankheiten Betroffene von MSM profitieren können – und vor allem auch *warum* –, das erkläre ich in diesem Buch. Es trägt den Titel *Das große MSM-Buch* zu Recht, denn nirgendwo ist vergleichbar viel aktuelles Wissen zu MSM zusammengetragen worden. Überzeugen Sie sich selbst und nehmen Sie Verantwortung für Ihre Gesundheit und Ihr Leben mit Freude selbst in die Hand – es lohnt sich!

KAPITEL 1

Darum MSM!

Idealerweise ist MSM ein aktiver und unverzichtbarer Bestandteil unserer Umwelt und war ursprünglich als Teil der natürlichen Nahrungskette in zahlreichen Lebensmitteln enthalten. (Was *genau* MSM ist, werde ich gleich noch erläutern.) Aber seit sich der Zustand der Umwelt in den vergangenen Jahrhunderten durch die rücksichtslose Plünderung von Ressourcen, die ungebremste Industrialisierung, den massiven Einsatz von umweltbelastenden Giftstoffen und die extreme Müllproduktion scheinbar unaufhaltsam verschlechtert hat, verringern sich Konzentration und Vorkommen von MSM auf der Welt in bedenklichem Ausmaß – ohne dass Wissenschaft und Öffentlichkeit nennenswert Notiz davon nähmen. Hier teilt sich MSM das Schicksal mit einigen anderen Mikronährstoffen, die, in grauer Vorzeit üppig vorhanden, dem Aufbau und Erhalt von Kraft und Gesundheit mit ihren einzigartigen Wirkungen unersetzliche Dienste erweisen, zum Beispiel: Omega-3-Fettsäuren, Vitamin D_3 und Jod. Auch der Einbruch der natürlichen Versorgungslage mit MSM bleibt nicht ohne Folgen. MSM gehört zur „vergessenen", jedoch unverzichtbaren und natürlichen biochemischen Abwehrphalanx, deren Bedarf unser Körper vormals, nicht nur zum alltäglichen Kampf gegen Schmerz- und Entzündungsreize, immer in ausreichendem Maße über seine Nahrung decken konnte. Und an diesem Bedarf hat sich nichts geändert, im Gegenteil: Gerade heutzutage bei unseren oft extrem belasteten Umweltbedingungen, dem stressigen Lebensstil und der längeren Lebenserwartung benötigt der Körper organische Schwefelquellen wie MSM umso dringender. Medikamentöse Schmerzmittel und Entzündungshemmer sind auf Dauer keine Alternative, da sie langfristig die tatsächlichen Ursachen nicht berücksichtigen, immer häufiger süchtig machen und letztendlich die Gesundheit viel mehr gefährden als fördern. MSM sollte auch hier wieder täglich seinen gewohnten Platz im Stoffwechsel einnehmen, denn nur auf diese Weise wird der Ursachenkomplex der meisten chronischen Gesundheitsstörungen an der Wurzel bekämpft und zwar unverwechselbar sanft, nachhaltig, tief und kraftvoll. Wie sehr unser Stoffwechsel seit Urzeiten auf seinen natürlichen Schwefellieferanten MSM eingespielt und abgestimmt ist, belegen die positiven Wirkungen von MSM im selben Maße: Kaum eingenommen, „schwärmt" der MSM-Schwefel im ganzen Körper aus, stellt sich dem riesigen Netzwerk aus verschiedensten Schwefelverbindungen zur Verfügung und füllt die zumeist leergelaufenen Schwefelpools wieder auf. Deshalb kann MSM dermaßen vielseitig bei zahlreichen unterschiedlichen Störungen helfen. Ganz besonders von Nutzen kann MSM bei folgenden und vielen weiteren Krankheiten und Gesundheitsbelastungen sein:

- Alle Arten „Verschleiß"-bedingter, entzündlicher Probleme (und Arthrose) von großen und kleinen Gelenken, nicht nur jener von Rücken, Knie und Hüfte
- Reizungen von Schleimbeuteln, Sehnen, Sehnenscheiden, Bändern und Gelenken
- Rheuma und andere Autoimmunerkrankungen von Gelenken und Weichteilen
- Chronische Allergien, insbesondere Heuschnupfen
- Karpaltunnelsyndrom
- Asthma
- Krankhafte Einlagerungen von Cholesterin in Arterien
- Herzschwäche
- Chronisch obstruktive Lungenkrankheit (COPD)
- Entzündungen des Magen-Darm-Traktes, Leaky-Gut-Syndrom
- Chronische Schmerzzustände (auch in Intervallen, z. B. bei Migräne)
- Chronisch-entzündliche neurologische Erkrankungen (z. B. Multiple Sklerose, M. Alzheimer), Leaky-Brain-Syndrom
- Störungen der Blutfließeigenschaften, erhöhte Thromboseneigung
- Chronisch entzündliche Hauterkrankungen
- Depressive Verstimmungen, Stimmungsschwankungen
- Mangelhafte Konzentrationsfähigkeit, reduziertes Koordinationsvermögen
- Energielosigkeit, vorzeitige Erschöpfung, Mittagsmüdigkeit
- Reduzierter Stressausgleich, reduzierte Entspannungsfähigkeit
- Fibromyalgie-Syndrom
- Chronisches Müdigkeitssyndrom (CFS)
- Hormonelle Störungen
- Reduzierte Belastbarkeit von Sehnen, Bändern, Muskeln und Gelenken

- Übermäßiger Muskelkater
- Schwangerschaft und Stillzeit
- (Interstitielle) Blasenentzündung
- Eingeschränkte Blutzuckerverwertung
- Chronische Leberbelastung
- Reizdarmsyndrom (RDS)
- Multiple Chemikaliensensitivität (MCS)
- Dünnes Haar, brüchige Nägel

Diese sicherlich erstaunlich lange und im Übrigen keinesfalls vollständige Liste mag bei Ihnen Skepsis erzeugen. Zum besseren Verständnis der Wirkungen von MSM ist es wichtig, sich vor Augen zu führen, dass unser Denken über gesundheitliche Wirkungen von bestimmten Substanzen der klassischen Medizin, die wir in der Hoffnung auf Besserung eingenommen haben, geprägt wurde – und das manchmal schon von Kindheitstagen an. Wir haben gelernt, dass es für bestimmte Krankheiten oder erkrankte Organe ganz bestimmte Medikamente mit ganz spezifischen Wirkungen gibt. *Ein* Medikament gegen *viele* oder gar *alle* Beschwerden existiert in den Kategorien der typisch ärztlichen Verordnungswelt nicht. Diese erlernte und tief in uns verankerte Einstellung haben wir aus Erfahrungen mit der Schulmedizin übernommen. MSM ist aber kein Medikament.

> MSM wirkt nicht *gegen* ein Symptom oder eine Krankheit, sondern *für* eine gesunde Funktion unseres Körpers.

MSM ist eine organische Schwefelverbindung aus der Natur, die uns Menschen über die lange Zeit unserer Entstehungsgeschichte als Bestandteil unserer (oft ja noch „wilden") Lebensmittel stetig begleitet und unseren Stoffwechsel nachhaltig geprägt hat. Sobald MSM aufgenommen wird, tritt sein organischer Schwefel eine lange Verteilungsreise bis in die letzten Zellwinkel unseres Körpers an.[1] Unser Körper ist geradezu schwefelhungrig. Er entwickelte fast einhundert Gene, die exklusiv dafür sorgen, dass die Bereitstellung von Schwefel und seine Verstoffwechselung im menschlichen Organismus optimal funktionieren.[2] Sind diese Gene beschädigt, zieht das schwerwiegende Störungen nach sich: Zahlreiche neurologische Erkrankungen, diverse Muskel- und Gelenkstörungen, Behinderungen der Sexualfunktion und Fruchtbarkeit sowie Herz- und Gefäßerkrankungen.[3,4] Unterstützt durch seine genetische Bevorzugung überwindet MSM jede natürliche Körperbarriere, seien es die Grenzen der Organe oder Doppelwände der Zellen.

Selbst an der Blut-Hirn-Schranke, ein extra trennstarker Zellverband, mit dem der Körper nochmals speziell sein zentrales Nervensystem (ZNS) und Gehirn vor Schadstoffen schützt, wird MSM problemlos Einlass gewährt.[5] Selbstverständlich ohne irgendwelche Nachteile, wie es nicht selten der Fall ist, wenn es schädlichen Substanzen (z. B. Krankheitserreger, Umweltgiftstoffe, Botenstoffe) trotzdem gelingt, sich an den Kontrollen vorbei ins ZNS zu „schleichen".[6] Für MSM liegt der Fall anders: Das Gehirn benötigt und verbraucht zur optimalen Erfüllung seiner hochkomplexen Aufgaben besonders viel bioaktive Schwefelverbindungen. MSM unterstützt dessen Nachschub in erheblichem Umfang und ist deshalb auch im ZNS und Gehirn äußerst willkommen. Gäbe es in unserem Körper so etwas wie Romantik zwischen Biomolekülen, würde ich sagen, MSM wird von unseren Zellen wie ein lange vermisster Freund sehnsuchtsvoll erwartet.

MSM gelangt in die Tiefen des gesamten Körpers.

MSM – ganzheitliche Systempflege für das Wunderwerk Körper

Wenn es zwickt und zwackt oder wir gar von Schmerzen nachhaltig gepeinigt werden, neigen wir dazu, bei der ersten Ursachenforschung meist in Gelenk- oder Organdimensionen zu denken. „Kommt mein Brustschmerz von der Wirbelsäule oder habe ich etwas mit meinem Herzen?", lautet eine oft gehörte, sorgenvolle diagnostische Selbstbefragung. Oder: „Kommt es vom Magen oder von der Leber? Sind es die Nieren oder kommt es doch vom Rücken?"

Unsere Vorstellung vom Körperinneren ist in erster Linie eine Vorstellung von Organen und Gelenken, hinzu kommen Bilder von „verstopften Adern" oder einem „Bänderriss". Unsere Vorstellungen sind geprägt von der klassischen systematischen Körperaufteilung der Schulmedizin, die für beinahe jedes Organ oder jede Körperfunktion eine fachärztliche Spezialisierung anbietet. Allerdings ist bei Herzschwäche nicht das Herz geschwächt, sondern die Herzzelle kann die benötigte Energie nicht mehr in vollem Umfang erzeugen; nicht die Leber ist krank, sondern die kranken Leberzellen schlagen Alarm, wenn Enzyme durch ihre leckgeschlagenen Zellwände ins Blut ausbrechen, um schließlich auf dem Laborbogen als „erhöht" ausgewiesen zu werden. So verhält es sich mit allen Organen: Jede Krankheitsdiagnose mit Organbezug sagt eigentlich etwas über den krankhaften Zustand der Organ*zellen* aus.

Betrachten wir die Entwicklung der Medizin der letzten Jahrzehnte sowie die Ergebnisse ganzheitlicher Medizin zusammen mit den neuesten Forschungsergebnissen zur Zellfunktion, so werden die Limitierungen des Denkens in Organgrenzen offenbar. Die klassische Medizin hat sich weitgehend vom Prinzip der Heilung verabschiedet. Sie unterdrückt, kontrolliert und mildert Symptome, meistens mithilfe unpersönlicher, aber statistik- und arzneimittelbasierter sowie leitliniengerechter Interventionen. Die funktionelle Medizin, die klinische Psychoneuroimmunologie, die alternativ-komplementäre Medizin und die orthomolekulare Medizin – um nur einige Beispiele zu nennen –, versuchen dagegen die individuellen Ursachen und Gründe der „erkrankten Gesundheit" des Patienten zu ergründen und in ein Behandlungskonzept zu überführen, das den betroffenen Menschen, insbesondere seine Ernährung und seine Lebensführung, individuell berücksichtigt.

Insbesondere die Erkenntnisse zur enorm gesundheitsgefährdenden Vernachlässigung der wichtigen Ursachenkomplexe „Ernährung" und „Lebensführung" führen die Denk- und Handlungsmuster der Schulmedizin an ihre Grenzen. Als typisches Beispiel einer fehlerhaften Ernährungs- und Lebensführung gilt Typ-2-Diabetes, der über die Organgrenzen hinaus fast den gesamten Körper erfasst und nur ganzheitlich betrachtet wirklich Aussicht auf Heilung hat. Hier ist unbedingt eine differenzierte biochemische Analyse auf Zellebene notwendig, um eine genauere Ursachen- und Folgenanalyse der diabetischen Stoffwechselentgleisungen des gesamten Organismus vornehmen zu können. Nur unter Einbeziehung der Biochemie der *Zelle* mit all ihren psychophysischen Einflussmöglichkeiten, können echte Fortschritte in der Medizin zum Wohle des Patienten erwartet werden. Und das gilt für nahezu alle chronischen Krankheiten.

Das Interesse ganzheitlicher Medizin und Forschung richtet sich derzeit auf die Kraftwerke (Mitochondrien) im Zellinneren (vgl. Abb. auf folgender Seite).

Sie sorgen in jeder Zelle für eine bedarfsgerechte Energieerzeugung und bilden dadurch die lebensnotwendige Basis für alle Organe und somit die Energie zur Gesunderhaltung unseres Körpers. Mittlerweile muss für die meisten chronischen Krankheiten von einem Defizit gesunder Mitochondrien (sogenannte *Mitochondriopathie*) ausgegangen werden. Wichtig zu wissen ist, dass die Mitochondrien nicht nur bei der Energieerzeugung großem Stress ausgesetzt sind. Dabei handelt es sich grundsätzlich um biochemischen Stress, man spricht auch von oxidativem Stress. MSM bremst übermäßigen oxidativen Stress von Mitochondrien in fast allen Körperzellen, was oft schon kurz nach der Einnahme mit einem spürbaren Gefühl von höherer Leistungsfähigkeit und mehr Energie einhergeht.[7]

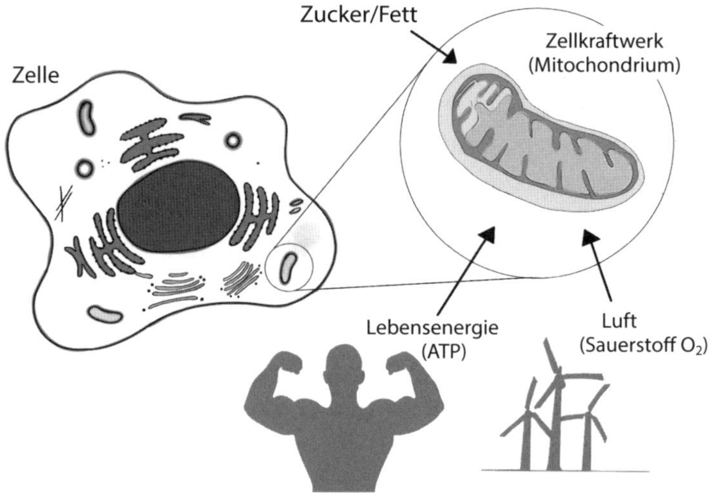

Auf der Suche nach der Wirkweise von MSM dürfen wir aber keinesfalls isoliert auf die einzelne Zelle schauen. Ihre gesunde Aktivität ist direkt abhängig von der Funktion des sie umgebenden Milieus im Zwischenzellgewebe (Interstitium, auch Matrix oder *Pischinger-Raum* genannt).

Die klassische Medizin hat der Existenz dieser extrazellulären Matrix zwischen Zellen und Organen bislang wenig Bedeutung beigemessen und Forschungen auf diesem Gebiet lange vernachlässigt. Doch das könnte sich ändern: 2018 „feierten" US-Forscher vom Mount Sinai Beth Israel Medical Center in New York die (Wieder-)Entdeckung dieses Zwischenraumsystems, das den ganzen Körper durchzieht, als eine Art eigenständiges Organ.[8] Die deutschsprachige traditionelle Medizin hatte die riesige Bedeutung dieses Funktionsraumes allerdings schon mehr als ein halbes Jahrhundert vorher erkannt.[9] Immerhin beherbergt es ein Drittel des gesamten Körperwassers und könnte paradoxerweise eines der größten Organe des Körpers repräsentieren, ohne je in einem Anatomiebuch erwähnt worden zu sein.[10]

Mehr als 30 Prozent des Körperwassers befinden sich außerhalb der Zellen, sind also „extrazellulär". Doch wie kam man darauf? Während einer Operation mit einer modernen endoskopischen Mikroskopie-Methode waren den Ärzten unzählige flüssigkeitsgefüllte Kammern im Zwischenraum aufgefallen, die sich laut Lehrbuch dort nicht hätten befinden dürfen. Zusätzliche Untersuchungen ergaben, dass sie die tiefsten Regionen des Gehirns, *aller* inneren Organe (einschließlich Augen,

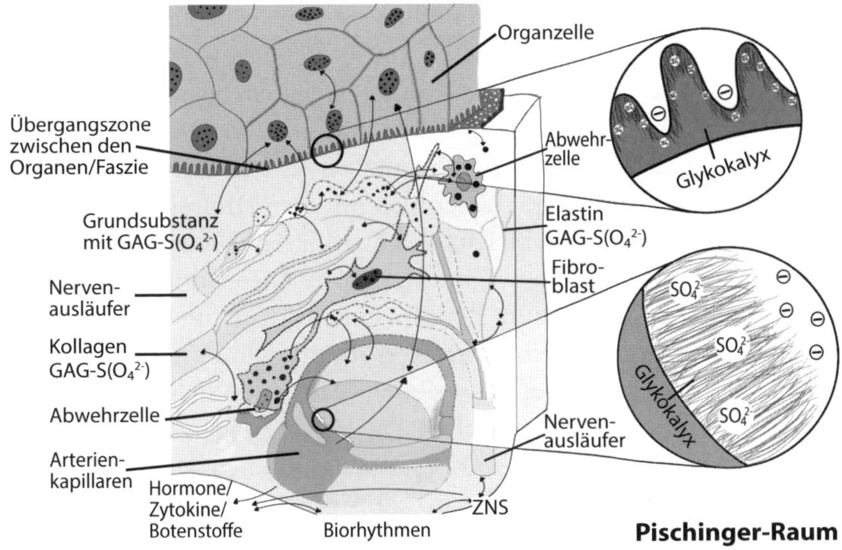

Pischinger-Raum

Herz, Lungen, Nieren, Magen-Darm-Trakt), der gesamten Muskulatur und aller Faszien, Bänder, Sehnen und Gelenke mit den obersten Schichten der Haut verbinden. Damit präsentieren sie möglicherweise neben den Blut- und Lymphbahnen ein weiteres weit verzweigtes, jedoch offenes „Straßensystem" im Körper. Es ist sozusagen eine Art drittes flüssigkeitsgefülltes Gefäßsystem, dessen eigener Express- und Versorgungsweg inmitten aller Organe und Zellen diese nicht nur zusammenhält, sondern gleichzeitig auch stofflichen und informativen Austausch in einzigartig rasanter Weise von Kopf bis Fuß ermöglicht. In der Flüssigkeit dieses Zwischenraumsystems finden sich lebensnotwendige gesundheitsfördernde Mikronährstoffe neben Stoffwechsel-„Abfällen" und Umweltgiftstoffen aus den Blutkapillaren, der Lymphe und den umgebenden Organzellen. Auch (z. B. pro- oder antientzündliche) Signal- und Botenstoffe zum Informationsaustausch zwischen den Zellen werden reichlich angetroffen und nicht zu vergessen ist die große Anzahl von Stoffen zur Regulation des Immun- und Nervensystems – und der Alterungsprozesse.

Den US-Ärzten fielen jedoch besonders die bindegewebigen Kompartimente *in* der Zwischenraumflüssigkeit auf. Vordergründig erfüllen sie sicherlich zunächst die Aufgabe einer Gleit- und Verschiebeschicht zwischen den Organen, Muskeln, Sehnen und Bändern. Treffen stärkere Kräfte auf den Körper, federn sie diese wie ein Stoßfänger bzw. Stoßdämpfer ab. Sie schützen aber nicht nur vor mechanischem Stress, sondern bauen eigene elektrische Ladungen auf und wirken wie körpereigene elektrische Felder. Dadurch üben sie ganz erheblichen Einfluss auf den stofflichen und informellen Austausch im Zwischengewebsraum aus. Diese Tatsache könnte in Wissenschaft und Medizin seit längerem bekannt sein.[11,12,13,14,15] Aber so ist es leider nicht. Und sie ist von ganz praktischem Nutzen für die ganzheitliche Energiemedizin. Erfolge klassisch ganzheitlicher Behandlungsmethoden wie Akupunktur und Neuraltherapie lassen sich mit dem Hinweis auf diese im gesamten Körper fein verteilte Bioelektrizität leicht erklären. Unter idealen Umständen werden die flüssigkeitsgefüllten Kammern ausreichend mit Elektronen versorgt, damit der Zwischengewebsraum stets mit einem gut gefüllten Pool an negativ geladenen Teilchen versorgt ist. Eine Unterversorgung würde unter anderem die Selbstregulation des extrazellulären Säure-Basen-Haushaltes behindern und hätte auf Dauer prekäre Folgen für die Gesundheit. Die Versorgung mit Nährstoffen und wichtigen Informationen würde sich im Körper verlangsamen (vorzeitige Erschöpfung und Müdigkeit) oder käme sogar ganz zum Erliegen. Gleiches träfe auf die Entgiftung zu. Mit der Gefahr fortschreitender Selbstvergiftung würden dringende Giftstoffausleitungen gebremst oder gerieten komplett ins Stocken. Eine Unterversorgung mit Nährstoffen bei gleichzeitiger Erhöhung der Schadstofflast würde überall im Körper über die Zunahme chronischer Entzündungen allen möglichen Krankheiten, aber auch einer beschleunigten Aussaat von Tumorzellen (Metastasierung) bei eventuell sogar noch unerkannter Krebserkrankung unwillkürlich Vorschub leisten. Von Natur aus muss für eine optimale Gesundheit im gesamten extrazellulären Raum also ein Überschuss an Elektronen vorherrschen (vgl. die Abbildung auf S. 21).[16]

Bioelektrisch ausgedrückt ist der komplette Zwischengewebsraum also negativ geladen. Um den stetigen Bedarf an Negativladungen dieser Flüssigkeitskammern im Interstitium sicherzustellen, benötigt der Körper jederzeit ausreichenden Nachschub mit bestimmten Anionen, also negativ geladenen Molekülen. Hierbei handelt es sich um Sulfat-Ionen (SO_4^{2}) – ich nenne sie gerne auch „Schwefel-Bioaktivmoleküle“ –, die der Körper aus Lebensmitteln, die reich an organischem Schwefel (MSM) sind, gewohnheitsgemäß leicht selbst herstellen kann. Leider befriedigt dieser natürliche Aufnahmeweg aufgrund des mittlerweile weit verbreiteten Mangels an MSM in der Umwelt den heutzutage erheblich gewachsenen Bedarf in keiner Weise. Hier schließt MSM als

> MSM wird auf diese Weise zu einer Art „Ladegerät“ für die extrazellulären Batterien und bringt dem Körper verbrauchte Energie zurück.

Nahrungsergänzung die natürliche Lücke in der Nährstoffzusammensetzung, die sein fast komplettes Verschwinden als natürlicher Schwefelbestandteil in der Umwelt und Nahrungskette hinterlassen hat. MSM versorgt den ganzen Körper mit Bioaktiv-Schwefel. Es füllt den SO_4^{2-}-Pool und damit die erforderlichen negativen Ladungen stetig auf (vgl. die Abbildung auf S. 21).

Deshalb bezeichne ich MSM auch gerne als „aufladende" Systempflege für die Gesundheit des ganzen Körpers.

Dadurch wird auch die natürliche Entgiftung unterstützt, der dringend notwendige Informationsaustausch zwischen den Zellen bzw. Organen gefördert (Kommunikation ist alles!) und die Ampeln auf den Transportwegen für Nährstoffe verbinden sich zu einer „grünen Welle".

KAPITEL 2

Darf ich vorstellen? M-S-M – Methylsulfonylmethan! Methyl … was?

Wie ich aus zahlreichen Beratungsgesprächen immer wieder erfahre, fällt es vielen Menschen anfangs schwer, die Bezeichnung MSM fehlerfrei zu übernehmen. Da heißt es schon mal „SMS", „MMM" oder „MMS", um nur einige der Verwechselungen zu nennen. Eine Verwechslung mit „MMS" sollte jedoch unbedingt vermieden werden, denn hierbei handelt es sich um Chlorbleiche, die zu erheblichen Gesundheitsstörungen führen kann. Ich rate deshalb von „MMS" ab.

MSM ist die Abkürzung für die ursprünglich aus den USA übernommene und eingedeutschte chemische Bezeichnung *Methylsulfonylmethan(e)*. Wir könnten stattdessen auch genauso korrekt von *Sulfonylbismethan* oder *Dimethylsulfon* ($DMSO_2$) sprechen – allesamt Synonyme für dieselbe faszinierende Substanz M-S-M. Das Kürzel „Methyl-" steht für ein Kohlenstoffatom (C), von dessen vier freien Bindungen drei mit Wasserstoff (H) besetzt sind. Sobald eine chemische Verbindung Kohlenstoff beinhaltet – wie es bei MSM der Fall ist –, gehört dieses Molekül der *organischen* Chemie an. „Sulfone" sind Verbindungen von Sauerstoff und Schwefel innerhalb der organischen Chemie. Typisches „Methan" enthält ein Kohlenstoffatom, das alle vier Bindungsstellen mit Wasserstoff besetzt hat. Bei MSM wird davon ein Wasserstoffatom mit einer Sulfonylgruppe ersetzt, es wird also zu einem ganz speziellen Methan, dem „Methylsulfonylmethan". Auch wenn sich die Bezeichnung MSM weltweit durchgesetzt hat, bevorzuge ich insgeheim den Begriff „Dimethylsulfon",

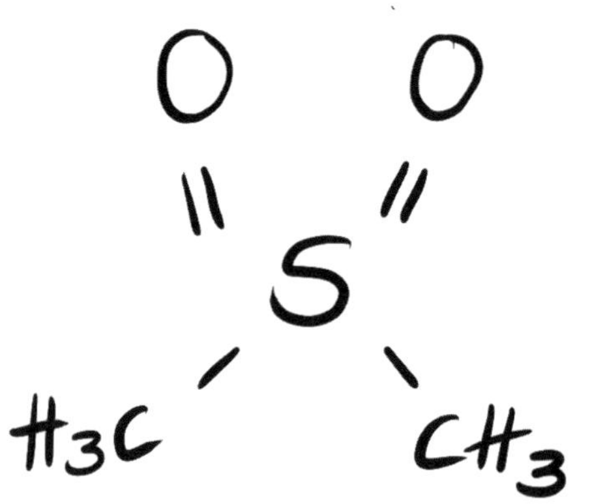

Methylsulfonylmethan

da er das Molekül chemisch am präzisesten beschreibt.

MSM ist ein ziemlich robustes Molekül, das auch durch Kochen nicht leicht zerstört werden kann. Sensibel reagiert es jedoch auf Wasserverlust jedweder Art. Aus eingefrorenen Lebensmitteln entweicht MSM genauso schnell wie es sich bei Erhitzung in den Dampf verflüchtigt, was seine seltene Anwesenheit auf unseren Tellern zusätzlich erklärt. Um den Verlust an natürlichem MSM aus der Nahrung möglichst gering zu halten, kommt vor allem der Verzehr roher bzw. nur gering verarbeiteter Lebensmittel in Betracht. Wenn auch oft nur noch in Spuren, so kann MSM grundsätzlich in allen frischen, rohen Lebensmitteln vorkommen; sogar in Kaffee, Tee, Milch, aber auch in Bier und Portwein ist der Nachweis von MSM gelungen.[17]

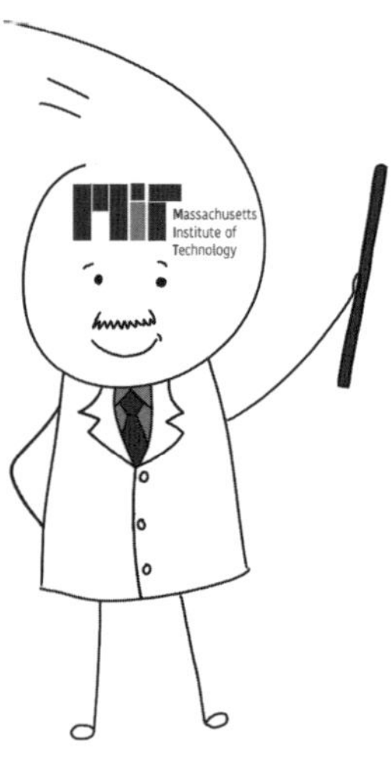

Pioniere der Schwefelforschung

Vergleichen wir das geringe zweistellige molekulare Gewicht von MSM (94 g/mol^{-1}) mit anderen mineralischen Verbindungen und Vitaminen, ist MSM geradezu ein Fliegengewicht (Magnesiumcitrat: 214, Zinkgluconat: 455, Vitamin B_{12}: 1345-1580, Vitamin D: 390 g/mol^{-1}), ähnlich dem äußerst geringem Gewicht von Wasser (18 g/mol^{-1}).

DMSO (Dimethylsulfoxid), die nicht oxidierte „Muttersubstanz" von MSM, wurde bereits 1879 in Russland entdeckt und diente zunächst als Lösungsmittel, Farbverdünner und Frostschutzmittel.[18]

Erst in den 1960er-Jahren wurden allmählich auch die medizinischen Anwendungsmöglichkeiten von DMSO durch US-Forscher am Massachusetts Institute of Technology (MIT) unter der Leitung von Dr. Stanley Jacob entdeckt.

Zunächst trumpfte DMSO als potenzielles Kältemittel zum Schutz von Organtransplantaten auf. Später jedoch sorgten ganz besonders seine eindrucksvollen

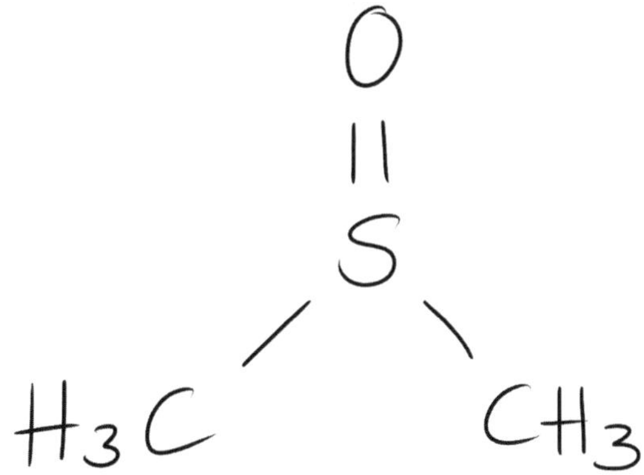

DMSO

antientzündlichen Eigenschaften für Furore und einen regelrechten Medienhype als Wunderdroge im amerikanischen Fernsehen. Zahllose Menschen begannen daraufhin mit einer überdosierten Einnahme in Eigenregie, die zusammen mit einigen Klagen über angebliche Nebenwirkungen die US-amerikanische Lebensmittelüberwachungs- und Arzneimittelbehörde FDA auf den Plan rief, die bis heute jede Zulassung verweigert.*[19,20] Auch in Deutschland existiert eine Zulassung als Medikament zur Einnahme nicht. DMSO-haltige Gele, Cremes oder Salben können in Apotheken hergestellt werden bzw. sind im Handel nach eigener Recherche frei erhältlich.

DMSO wird in der Leber zu DMS (Dimethylsulfid) und MSM umgewandelt. Die Umwandlung von DMSO zu MSM kann einen wichtigen, energiereichen Enzymvorrat in der Leberzelle, der eigentlich dringend für die Entgiftung gebraucht wird, auf Dauer erheblich strapazieren.**[21] Bei einer rein äußerlichen Anwendung ist dies sicherlich vernachlässigbar, es sollte jedoch bei regelmäßiger innerer Anwendung berücksichtigt werden. DMS sorgt für den typisch knoblauchartigen Geruch, der von vielen Menschen als unangenehm empfunden wird. In der Veterinärmedizin wird DMSO-Gel traditionell seit vielen Jahren erfolgreich eingesetzt, insbesondere bei Pferden. Ich selbst habe im Verlauf von mehr als

Leicht und klein ist das MSM-Molekül in der Lage, rasch durch die natürlichen Barrieren der Haut und Zellen zu schlüpfen. Wahrscheinlich lag es auch daran, dass MSM so lange auf seine Entdeckung warten musste. Erfreulicherweise verfügt es auch nicht über den typischen Schwefelgeruch vieler anderer Schwefelverbindungen, wodurch MSM die Aufmerksamkeit hätte auf sich lenken können.

* Ausnahme-Indikation seit 1978: Interstitielle Zystitis

** Eine Belastung des NADPH-Pools gefährdet den Glutathion-Spiegel.

20 Jahren viele positive Erfahrungen mit DMSO in meiner Praxis gesammelt. Generell wirkt MSM jedoch deutlich nachhaltiger als DMSO und ist im Körper bis zu fünfmal länger messbar.[22] Innerhalb von einer Stunde gelangt MSM über den Magen in die Blutbahn und wird von dort langsam über 24 bis 48 Stunden im Körper verteilt und wieder ausgeschieden.[23]

Die Anwendung von MSM ist erfahrungsgemäß sicher und es besitzt das sehr anspruchsvolle GRAS-Zertifikat der FDA.* MSM verursacht bei innerlicher und äußerlicher Anwendung keinen unangenehmen Geruch. Insgesamt bevorzuge ich in meiner ärztlichen Praxis und Beratung MSM. Es wirkt extrem verlässlich und erweist sich im Umgang zudem als sehr praktisch, vielseitig und sicher.

* GRAS steht für *Generally Recognized As Safe*, zu Deutsch etwa: „Allgemein unbedenklich"; es kennzeichnet die Unbedenklichkeit eines Stoffes als Nahrungsergänzungsmittel.

KAPITEL 3

Meine persönliche Geschichte mit MSM

Als ich Ende der 1990er-Jahre zum ersten Mal mit MSM in Berührung kam, lag mein Hauptinteresse als Arzt – neben der ganzheitlichen Verbindung von Körper, Geist und Seele –, im Bereich der orthomolekularen Medizin u. a. in der Erforschung und praktischen Anwendung von mehrfach ungesättigten Fettsäuren, der therapeutischen Entgiftung von Umweltschadstoffen und dem besonderen Potenzial der Mikroalge Chlorella zur Therapie und Prävention verschiedener Erkrankungen. MSM fiel mir eher zufällig in die Hände. Zwar schwappte von Freunden aus den USA viel Euphorie nach Deutschland herüber, verbunden mit der beschwörenden Bitte, unbedingt bald damit zu beginnen, erste Erfahrungen mit MSM zu sammeln. Doch der Mangel an klaren Dosierungsempfehlungen sowie die äußerst lückenhafte allgemeine Daten- und Erkenntnislage zu den folgenden, mir äußerst wichtigen Fragen rund um MSM ließen mich zunächst noch zögern. Worum handelte es sich eigentlich bei dieser Substanz? MSM klingt so chemisch arzneilich – ist es etwa eine zufällige, künstliche „Erfindung", die ursprünglich vielleicht gar nicht als Nahrungsergänzung konzipiert war? *Organischer* Schwefel? Worin liegt der Unterschied zu elementarem Schwefel? Wie funktioniert MSM? Braucht der Körper MSM, und wenn ja, wofür? Gibt es überhaupt einen Schwefelmangel beim Menschen? Oder existiert sogar ein direkter Mangel an MSM? Kommt MSM natürlicherweise in der Umwelt vor? Gibt es MSM in Lebensmitteln?

Fragen über Fragen. Die Erfahrungsberichte aus den USA hatten zwar mein grundsätzliches Interesse geweckt, aber ich quälte mich lange mit der Suche nach Antworten. Das „World Wide Web" war übrigens keine große Hilfe, es befand sich noch in den Kinderschuhen. Dennoch wuchs mit der Zeit mein Ehrgeiz, die Geheimnisse um MSM zu entschlüsseln. In meiner Praxis experimentierte ich immer mehr mit MSM und von Erwähnungen in meinen Vorträgen angeregt, ließen sich auch einige Kollegen darauf ein.

Ich setzte vorzugsweise MSM-Pulver ein. Auf der Suche nach der individuell notwendigen Dosis (bis zu 8-10 Gramm täglich) erwies es sich als einfacher, zwei, drei oder vier Teelöffel MSM – in Wasser, Tee oder Saft aufgelöst – einzunehmen, als zum Beispiel acht oder zehn MSM-Kapseln bzw. -Tabletten. Ich empfahl MSM-Pulver auch mit Erfolg zur Anwendung als Badezusatz oder für Umschläge und experimentierte mit vielen Anwendungsformen. Letztlich kristallisierte sich die Einnahme von MSM-Pulver mit der Möglichkeit zur individuellen Dosierung in den meisten Fällen als erfolgreichste Lösung für die meisten Menschen heraus.

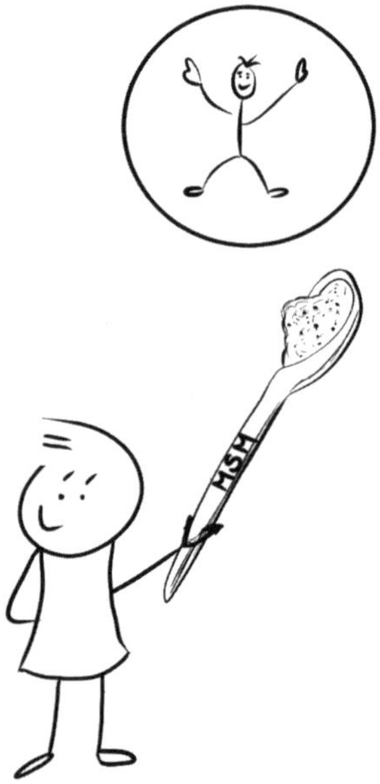

Und eines wurde mir immer klarer: MSM blieb selten ohne Wirkung. Vielmehr war es nur eine Frage der Dosierung und Anwendungsdauer, bis MSM verlässlich positive Wirkungen entwickelte, natürlich zur Freude der leidenden Anwender.

Meine Erfahrung mit MSM wuchs und meine wissenschaftlichen Recherchen trugen allmählich Früchte. Ich schrieb mein erstes kleines Erfahrungsbüchlein über MSM, auch verbunden mit der Hoffnung, dass es eines Tages so bekannt sein könnte wie Vitamin C oder Magnesium. Obwohl das Buch sich zu einem außerordentlichen Bestseller entwickelte, hat sich an der öffentlichen Wahrnehmung von MSM leider (noch) nicht sehr viel verändert. Dafür hat die medizinische Forschung inzwischen ihr Interesse an MSM entdeckt und es existieren viel mehr wissenschaftliche Erkenntnisse zu Anwendung und Wirkweise als noch vor zehn Jahren.

Für dieses Buch verfüge ich mittlerweile über mehr als zwanzig Jahre Erfahrung in der Anwendung von MSM. Dabei habe ich beispielsweise festgestellt, dass MSM (reine und beste Qualität vorausgesetzt) in seiner Art zu wirken – bildhaft gesprochen – weder mit der Faust auf den Tisch haut, noch sich mit brutaler Vehemenz wirksamen Zutritt zu unserem Stoffwechsel verschaffen muss. Vielmehr entfaltet sich MSM sanft und allmählich im Körper, ohne uns mit seiner Wirkung zu überfallen. MSM verliert auch mit der Zeit nicht an Wirkung. Organischer Schwefel ist schlicht zu elementar und lebensnotwenig, um auf Dauer vom Immunsystem als fremd oder unnatürlich identifiziert oder gar abgewehrt zu werden. Organischer Schwefel aus MSM dient uns auf einzigartige Weise an so vielen Stellen im Organismus, der sich zu lange anstrengen musste, um eine Art chronische „Schwefel-Ebbe" zu verwalten.

> Es ist an der Zeit, den organischen Schwefel-Pegel im Körper mithilfe von MSM deutlich und nachhaltig ansteigen zu lassen.

Viele Hundert Stunden Recherche verschafften mir ein tiefes Verständnis der Wirkweise von MSM, die mich nicht selten regelrecht verblüfft hat. Ich wünsche allen Leserinnen und Lesern, dass diese Informationen zu ihrer Heilung und Gesunderhaltung beitragen – auf sanfte und nachhaltige Weise.

KAPITEL 4

Bedrohte Schwefelart und unverzichtbar: MSM im Netzwerk der Natur

Die Erde ist mehr als ein gigantischer Felsbrocken im Universum, der lebendigen Organismen auf seiner Oberfläche eine Herberge bietet. Durchdrungen und belebt von Netzwerken aus mikroskopisch winzigen Lebewesen und bewegt von zahllosen „ewigen" Kreisläufen, die uralten faszinierenden Gesetzmäßigkeiten folgen, ist die Erde selbst ein lebendiger Organismus. Und wie jedes Lebewesen ist auch die Erde nicht frei von Krankheiten. Das wachsende Umweltbewusstsein ist auch Ausdruck dieser Gefährdung. Verfolgen wir den bisher fast vergessenen Schwefelkreislauf der Welt, kann jeder schnell zur Überzeugung gelangen, dass eine Krankheit der Welt auch immer eine Krankheit der Menschheit bedeutet.

Die Tatsache, dass sich Krankheiten in unserem Körper manifestieren, bedeutet nicht, dass die Ursachen auch im menschlichen Körper zu finden sind. Im Gegenteil! Das – wie man inzwischen weiß – wohl doch nicht von Hippokrates stammende Zitat „Eure Heilmittel sollen Nahrungsmittel und Eure Nahrungsmittel Heilmittel sein", bringt es auf den Punkt. In den Anfängen der Agrargesellschaft waren Lebensmittel oft noch Produkte aus der „wilden" ungezähmten Natur und Teil der natürlichen Kreisläufe. Wie jedoch sollen heutzutage industriell erzeugte und verarbeitete Nahrungsmittel einen nennenswerten Beitrag zu unserer Gesundheit leisten, wenn sie viel Profit abwerfen sollen und gleichzeitig einer Flut von Toxinen, Antibiotika und Hormonen zur Wachstumsförderung (um nur

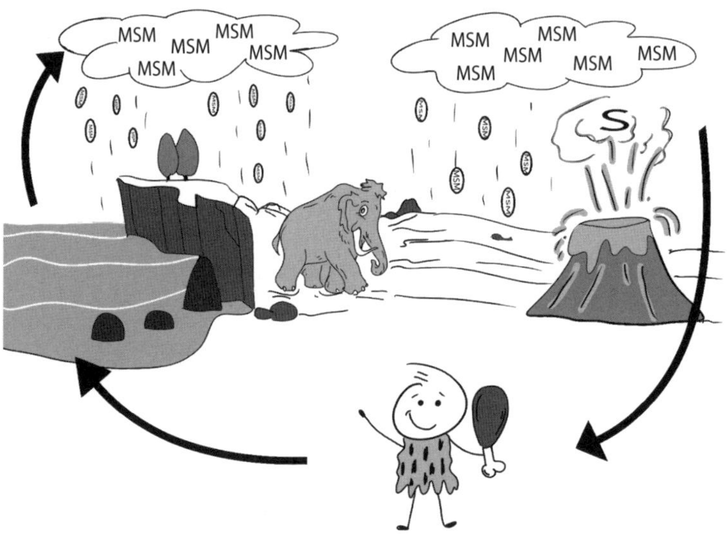

einige zu nennen) ausgesetzt sind? Am Beispiel des natürlichen Schwefelkreislaufs der Erde – unter besonderer Berücksichtigung von MSM – möchte ich diese Zusammenhänge beleuchten.

MSM – natürlicher Bestandteil des Schwefelkreislaufes auf der Erde

Seit Urzeiten entspringt MSM neben landbasierten, oft heißen Schwefelquellen (z. B. in Island) größtenteils dem Meer. Oberflächennahe Meeresalgen verstoffwechseln Schwefel und geben ihn in Form von Dimethylsulfid (DMS) ab, das als Gas die Ozeane verlässt und durch auflandige Winde in die Atmosphäre aufsteigt. Hier entsteht nach Kontakt mit ultravioletter Strahlung und Ozon die organische Schwefelverbindung Dimethylsulfon, die wir bereits als Synonym für MSM kennengelernt haben. MSM ist wasserlöslich und gelangt über ablandige Winde ins Landesinnere, wo es auf den Boden abgeregnet wird und sich dort einlagert. MSM fördert hier das Wachstum von Landpflanzen und im Gebirge die Freisetzung von Gesteinssalzen, die über Flüsse zurück in die Ozeane fließen. Dort erfüllt Schwefel zusammen mit anderen Mineralsalzen eine wichtige Lebensgrundlage für alle Meereslebewesen. Der Schwefelkreislauf schließt sich und beginnt von Neuem mit seiner Abgabe durch Meeresalgen an die Atmosphäre. Für die Ökosysteme des Festlandes und der

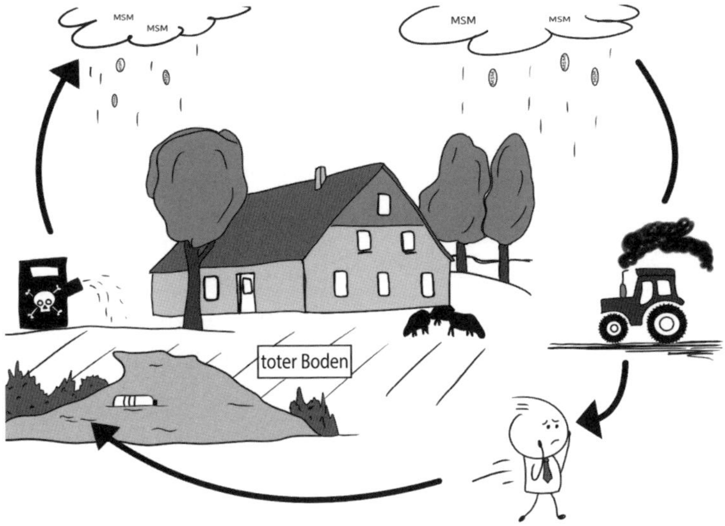

Meere bildet der ungestörte Kreislauf des Schwefels eine nutzbringende wechselseitige Verbindung und ist von lebenswichtiger Bedeutung.

Gestörter Schwefelkreislauf – MSM auf dem Rückzug

Wie wir alle wissen, schreitet die Verschmutzung der Meere scheinbar unaufhaltsam voran. Gigantische „Inseln" aus Plastikmüll besetzen die Meeresoberfläche. Die für den Stoffaustausch des Schwefelkreislaufes so wichtigen Meeresalgen werden von der Oberfläche verdrängt. Luftverschmutzung bleibt nicht ohne Einfluss auf die Umwandlung von DMS zu MSM. Hochverdichtete, mit Pestiziden und anderen Giftstoffen belastete tote Böden verhindern eine natürliche Anreicherung mit und Konzentration von MSM.

Bei gleichzeitiger Erhöhung der Pflanzdichte teilen sich immer mehr zu raschem Wachstum getriebene Pflanzen immer weniger Fläche auf diesen geplagten, nährstoffarmen und pestizidbelasteten Böden. Der natürliche Gehalt an MSM in den Pflanzen sinkt enorm – kein Wunder also, dass auch in tierischen Produkten kaum mehr nennenswerte MSM-Mengen zu finden sind. Es ist offenkundig, dass sich durch die extremen Eingriffe in den Schwefelkreislauf die ehemals üppige Versorgung mit MSM für Mensch, Tier und Pflanze dramatisch zu ihren Ungunsten

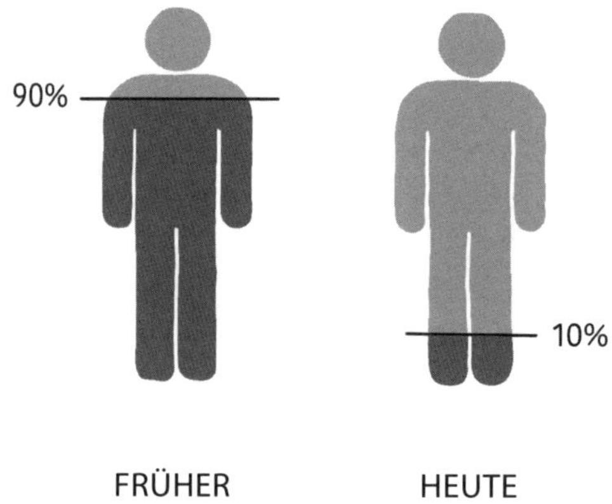

verschoben hat. Das geschah schleichend, nahezu unbemerkt von wissenschaftlichem oder öffentlichem Interesse. Und die Folgen für unsere Gesundheit sind noch nicht absehbar. Ob man nun geplagt ist von Schmerz und schwerer Krankheit oder MSM zur Stärkung und Optimierung des Organismus nutzt, alle Menschen profitieren vom Auffüllen und Optimieren ihrer MSM-Pools.

Darum MSM:

- Durch Umweltverschmutzung und Industrialisierung in der Landwirtschaft ist MSM im Schwefelkreislauf der Erde deutlich auf dem Rückzug.
- MSM ist vom reichlich verfügbaren Massenelement zum Mangelelement in Pflanzen und Tieren geworden.
- MSM ist kaum noch natürlicher Bestandteil der Umwelt und unserer Lebensmittel.
- MSM ist zu einem Mangelmolekül im Menschen geworden und zu einem Spiegel der Umwelt.
- MSM ist in Wert und Bedeutung für Mensch und Tier übersehen bzw. vergessen worden.

KAPITEL 5

Sondermüll Mensch?

Trotz einiger – zumeist regional begrenzter – Erfolge umweltpolitischer Maßnahmen schreitet die globale Umweltverschmutzung nahezu ungehemmt voran und belastet das Ökosystem unseres Planeten in immer neuen Dimensionen. Dabei macht sie auch vor dem Menschen nicht halt. Wie sollte sie auch? Wir Menschen sind ein untrennbarer Teil unserer Umwelt. Was einige Menschen ihr antun, fällt früher oder später immer auf alle zurück. Äußere Umweltverschmutzung kann keinesfalls isoliert betrachtet werden. Immer spiegelt sich die *Umwelt*verschmutzung in der *Innenwelt*verschmutzung aller von ihr bevölkerten Lebewesen wider – und so auch in uns Menschen. Als ich 1997 in Kopenhagen im Rahmen des umweltmedizinischen Symposiums *Health Trends 2000* einen Vortrag zum Thema „Süßwasseralge und Schwermetallentgiftung" hielt, entdeckte ich Prof. Dr. Samuel S. Epstein auf der Rednerliste. Er war Professor für Umweltmedizin an der University of Illinois in Chicago und Verfasser von etwa 300 wissenschaftlichen Artikeln sowie Autor zahlreicher Bücher und Ratgeber für Verbraucher.[24] In jahrelanger akribischer Forschungsarbeit und vielen mutigen Auseinandersetzungen mit Großkonzernen hatte er sich einen weltberühmten Namen als unerschrockene wissenschaftliche Kapazität zum Thema Umwelttoxine und Krebs erarbeitet. Gebannt verfolgte ich Prof. Epsteins leidenschaftlichen Vortrag und war beeindruckt von seinem geballten enzyklopädischen Wissen. Einige Kernaussagen, die vor dem Hintergrund der momentanen Situation leider nichts von ihrer bedrückenden Aktualität verloren haben, sind mir noch in lebendiger Erinnerung geblieben: „Jeder Mensch trägt einen unheilvollen Cocktail von etwa 150 verschiedenen Umweltgiftstoffen in sich (…) *und* (…) ohne Berücksichtigung dieser Tatsache werden wir den Kampf gegen Krebs nie gewinnen können!"

Umso schockierter war ich, als ich 2017 einen Bericht über den Besuch zweier Journalisten in einem der vier Archive der deutschen Humanprobenbank las.[25] Dort werden unter der Aufsicht des Umweltbundesamtes (UBA) mehr als 350 000 Blut-, Speichel-, Urin- und Haarproben in Metalltanks mit flüssigem Stickstoff gelagert. Sie bilden sozusagen das gesellschaftliche Gedächtnis für Schadstoffe, denen die deutsche Bevölkerung seit 1982 ausgesetzt war bzw. ist. Derzeit sind etwa 140 000 verschiedene chemische Stoffe auf dem Markt. Trotz gewisser gesetzlicher EU-Initiativen der vergangenen Jahre existieren für die meisten Chemikalien keine ausreichenden Testergebnisse auf etwaige Gesundheitsrisiken für Mensch und Tier. Für viele dieser Substanzen wird der Mensch zum vorläufigen Endlager. So erklärte ein UBA-Mitarbeiter im Interview lapidar: „Im Körper kann man locker 300 Stoffe nachweisen." Im Vergleich zur Aussage von Prof. Epstein aus dem Jahr 1997 entspricht das in etwa einer Steigerung von 100 Prozent in 20 Jahren. Trotz nicht zu leugnender Fortschritte in der Umweltpolitik ergibt sich ein eindeutiger Trend. Gesundheitsgefährdende Umweltverschmutzung insgesamt ist sicherlich nicht rückläufig, sondern wächst und verändert sich dynamisch und bleibt somit eine stetige Herausforderung – und zwar weltweit. Von Umweltgiften unberührte Natur gibt es nicht mehr. Umwelttoxine gelangen mittlerweile in die hintersten Winkel der Welt. Blutuntersuchungen von 300 Eisbären in Norwegen und Kanada weisen abwehrschwächende Konzentrationen von DDT und PCB auf.[26] Obwohl PCB und DDT in Industrieländern schon lange verboten sind, verbleiben sie lange in der Umwelt und gelangen in entlegenste Regionen, wo sie jedoch nie produziert oder genutzt wurden. Nach ihrem Verbot werden sie oft durch Substanzen mit ähnlichen Eigenschaften ersetzt und diese ergänzen den teuflischen Verteilungskreislauf.

Eine spezielle Art der Verteilung beobachten wir in der Schwangerschaft. Hier werden nicht unerhebliche Schadstoffmengen bereits im Mutterleib an den wachsenden Embryo übertragen, was sich beim Stillen weiter fortsetzt. In einer britischen Untersuchung wurde ein Giftcocktail von 350 Schadstoffen in der Muttermilch registriert.[27] An der oft verharmlosenden Bewertung solcher desaströsen Ergebnisse ist besonders zu kritisieren, dass die Beurteilung des wahren gesundheitlichen Risikos durch Bestimmung bzw. Einhaltung eines sicheren Grenzwertes (die im Übrigen in den letzten Jahren oft nach oben korrigiert wurden) für jeden gemessenen *einzelnen* Giftstoff niemals gelingen kann. Im Gegenteil, sie verharmlost viele Risiken. Tatsache ist: Niedrigstkonzentrierte Giftstoffe, die einzeln keine Wirkung zeigen, entwickeln zusammen ein durchaus giftiges Potenzial. Die Wirkungen synergistischer Summationseffekte „ungefährlicher" sehr niedrigschwelliger

Einzelstoffe für die Gesundheit sind wissenschaftlich erwiesen und drücken sich oft in Hormonstörungen aus.[28]

„Aber ich ernähre mich doch gesund!“, könnten Sie nun einwerfen. Abgesehen davon, dass es kaum möglich ist, einen gesunden Ernährungsstil genauer zu definieren (für einen „kranken“ Ernährungsstil ist das viel leichter!), schützt Sie heutzutage kein Ernährungsstil zuverlässig vor gesundheitsschädlichen Giftstoffen. Ob man nun Fleisch und/oder Fisch isst, sich vegetarisch oder streng vegan ernährt, niemand entkommt auf dieser Welt gefährlichen Umwelttoxinen. Schaut man nur auf den massiven Einsatz von Pestiziden in der Landwirtschaft, weisen Ergebnisse bekannter stichprobenartiger Untersuchungen darauf hin, dass auch kein konsequenter Umstieg auf Bio-Produkte absolute Sicherheit bringen kann. Zudem werden Pestizide auch zunehmend außerhalb der Agrarindustrie eingesetzt: In sogenannten Aquakulturen, gegen Blattläuse zum Schutz parkender Autos mit in der Folge massenhaft sterbenden Hummeln, in naturhistorischen Museen zum Schutz der ausgestellten Präparate, in Theatern zum Schutz historischer Kostüme und Perücken und in Flugzeugen auf bestimmten Langstreckenrouten usw.[29] Am Ende seines Lebens beherbergt der Leichnam eines Menschen einen extrem umweltbelastenden Schadstoffcocktail, der zu Lebzeiten bei Sondermüllsammelstellen abzugeben wäre.[30] Um die wachsenden umwelttechnischen Auflagen zur Reinhaltung von Luft und Grundwasser erfüllen zu können, müssen Friedhofsverwaltungen und Betreiber von Krematorien einen immer größeren Aufwand betreiben.

> Die Gesundheitsgefahr eines Umweltgiftstoffes ist unabhängig von seiner Konzentration – *nicht* allein die Dosis macht das Gift! Studien zur Aufklärung über besonders gefährliche Kombinationen von Giftstoffen in geringster Konzentration sind jedoch eine aufwendige und kostspielige Sisyphusarbeit.

> Aus meiner Erfahrung gilt: Jede chronische Erkrankung steht bis zum Beweis des Gegenteils auch immer im Verdacht, auf eine Belastung mit Umwelttoxinen zurückzugehen.

Es mutet seltsam absurd an – der Mensch wird nach seinem Tod zum toxikologischen Umweltproblem, zu Lebzeiten existiert die Frage nach einer Giftstoffbelastung von offizieller Seite aber eigentlich nicht. Es ist ein modernes Paradoxon der Medizin, das dringend aufgelöst werden muss.

MSM hilft der gesamten Bandbreite des körpereigenen Entgiftungsstoffwechsels und darf deshalb zur Unterstützung ernsthafter Entgiftungsbemühungen nicht fehlen.

Darum MSM:

- Niemand kann der Umweltverschmutzung mehr entkommen, sie hat sich zu einem weltweiten Problem dramatischen Ausmaßes entwickelt.
- Umweltverschmutzung ist absolut grenzenlos.
- Die chronische *Umwelt*belastung ist untrennbar auch zu einer chronischen *Innenwelt*belastung für Mensch und Tier geworden.
- Menschliche Leichname sind als Sondermüll zu klassifizieren.
- Ohne Entgiftung gibt es keine Gesundheit.
- MSM unterstützt die sanfte Entgiftung auf einzigartige Weise.

KAPITEL 6

MSM – unverzichtbarer Schwefelspender im Schwefelkreislauf des Menschen

Schwefel hat einen festen Platz in der Geschichte des Menschen. Schwefelhaltige Bäder und Inhalationen zur Behandlung von Haut- und Atemwegserkrankungen, verschiedenen Gelenkbeschwerden (einschließlich Rheuma) und zur Förderung der Abwehr bei Infektionen und Wundheilungsstörungen haben eine lange Tradition.

Schwefel gilt bis heute als „heilendes Mineral" und bildet die historisch gewachsene Grundlage vieler berühmter Kurorte mit Thermalbädern und Heilquellen auf der ganzen Welt. Besonders lohnenswert sind Kuraufenthalte insbesondere dann, wenn dort Möglichkeiten zur Aufnahme von Schwefel sowohl über die Haut, als auch über den Magen-Darm-Trakt angeboten werden. Das Baden in warmen Thermalquellen fördert die direkte Aufnahme von Schwefel über die Haut und erzielt in Verbindung mit Trinkkuren die besten Ergebnisse.[31,32,33,34,35] Eine gleichzeitige Einnahme von MSM verbessert erfahrungsgemäß die Ergebnisse deutlich und die fortgesetzte Aufnahme von MSM nach Rückkehr ins häusliche Umfeld verlängert den Schwefeleffekt des Kuraufenthaltes auf sinnvoll-effektive Weise.

> Schwefel ist lebensnotwendiger Bestandteil jeder Zelle und unverzichtbar für ein gesundes Leben.

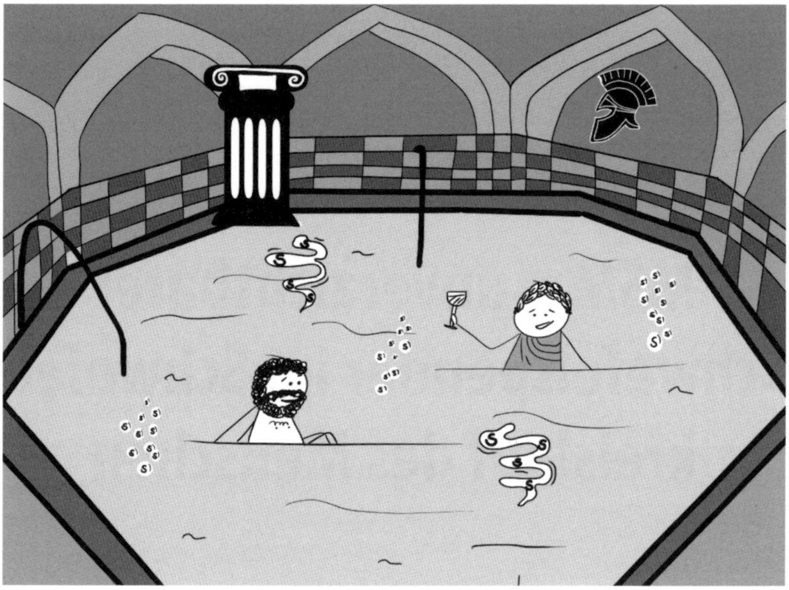

Bezogen auf die prozentuale Gewichtsverteilung im Körper ist Schwefel das dritthäufigste Mineral. Selbst dieser „dritte Platz" spiegelt jedoch die enorme biochemische Bedeutung, die dem Schwefel zur Aufrechterhaltung eines gesunden Stoffwechsels im menschlichen Organismus zukommt, nur bedingt wider. Trotzdem existiert bis heute kein einheitlicher Referenzwert für die Sicherung einer Mindestzufuhr von Schwefel.* Deshalb erscheint Schwefel auch nicht einmal auf der offiziellen Liste für künstlich zusetzbare Ergänzungsstoffe, mit denen die Lebensmittelindustrie ihre hochverarbeiteten Produkte gewöhnlich aufzuwerten versucht. Da Schwefel bis heute in einer langen Liste von Nahrungsmitteln gefunden wird, geben sich Ernährungsgesellschaften und Beratungsinstitute wahrscheinlich schlichtweg mit der Vermutung zufrieden, dass die Versorgung mit einer zumindest minimalen täglichen Aufnahmemenge grundsätzlich sichergestellt ist. Beispiele für schwefelreiche Nahrungsmittel (in Bio-Qualität) sind die Folgenden:

* Weder national von der DGE (Deutsche Gesellschaft für Ernährung), noch für Österreich (ÖGE) oder die Schweiz (SGE/SVE), auch nicht als sogenannter D-A-CH-Referenzwert, in Anlehnung an die internationalen Länderkennzeichen für Deutschland (D), Österreich (A) und die Schweiz (CH), wurde ein Referenzwert festgelegt.

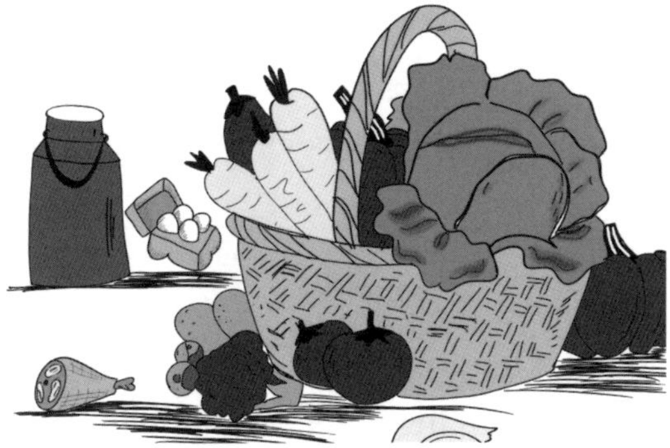

- Lauchgemüse
  - diverse Zwiebeln, z. B. Frühlingszwiebeln, Schalotten
  - Porree
  - Schnittlauch
- Kreuzblütler-Gemüse
  - Rucola
  - Brokkoli
  - Rosenkohl
  - Grünkohl
  - Blattkohl
  - Meerrettich
  - Wasabi
  - Pak Choi
- Erdnüsse
- Paranüsse
- Walnüsse
- Mandeln
- Samen
  - Sesamsamen
  - Sonnenblumenkerne
- Eier
- Fisch
- Fleisch
- (Roh-)Milch/(Roh-)Milchprodukte von *Weide*kühen

Trinkwasser deckt zusätzlich schätzungsweise zehn Prozent der Schwefelversorgung ab. Menschen, die regelmäßig weiches Wasser trinken, entwickeln ein höheres Risiko für Herzerkrankungen als jene, die hartes Wasser zu sich nehmen.[36] Seit Langem wird darüber spekuliert, warum das so sein könnte und auf welchen Mineralstoff sich dies besonders zurückführen ließe.[37] Offensichtlich ist die Möglichkeit, dass es schlichtweg am geringeren Schwefelgehalt von weichem Wasser liegen könnte, bisher übersehen worden.

Zwar fand die Bedeutung des Schwefels in der Landwirtschaft für eine gesunde Boden- und Pflanzenökologie traditionell eine ausführliche wissenschaftliche Würdigung, aber aus unbekannten Gründen hat sich die medizinische Forschung bislang viel zu wenig mit Schwefel und seinen Wirkungen beschäftigt, weshalb Schwefel in der Medizin mittlerweile als „vergessenes" Nährstoffmineral bezeichnet wird. Aber das Interesse erwacht allmählich und Schwefel rückt weltweit mehr und mehr in den Fokus vieler Forscher. Erste Forschungsergebnisse förderten bereits deutliche Hinweise zutage, dass entgegen der landläufigen Meinung nicht selten ein *Mangel* an Schwefel in der Bevölkerung vorkommen dürfte.[38] Hinsichtlich der äußerst vielfältigen Wirkungen von Schwefel in seinen diversen Molekülformen besteht allerdings auch weiter großer Forschungsbedarf. So benötigt der Körper stets genügend Nachschub mit Schwefel für die folgenden Aufgaben:

- Transport von Elektronen zur Förderung der Energiekraftwerke (Mitochondrien) in den Körperzellen.
- Aufrechterhaltung des gesunden negativ geladenen Spannungspotenzials im Zellzwischenraum.
- Bildung zahlreicher bioaktiver Schwefelverbindungen, z. B. Glutathion, das stärkste zelleigene Antioxidans und Detox-Eiweiß.
- Bereithaltung, Aktivierung und den Abbau von Hormonen.
- Optimierung des Glukosestoffwechsels, u. a. durch Stabilisierung der molekularen Schwefelbrücken in Insulin und Unterstützung der Lebergesundheit (Glukoneogenese).
- Reaktion mit Glukose zur Verhinderung entzündungsfördernder „Verzuckerungsverbindungen“ (weniger extrem schädliche Endprodukte fortgeschrittener Glykierung, engl. AGE für *Advanced Glycation Endproduct*).
- Wirkung, Abbau und Ausscheidung vieler Medikamente.
- Förderung gesunder Cholesterinwirkungen.
- Verbesserung der gesundheitsfördernden Wirkungen von Vitamin D_3.
- Verbesserung der Fließeigenschaften des Blutes, Reduktion des Risikos für Thrombosen.
- Förderung von Stabilität und Elastizität des Knorpels und des Bindegewebes.
- Umwandlung in die aktive Form von Thiamin (Vitamin B_1) und Biotin (Vitamin B_7), beide sind dringend notwendig für die Energieversorgung aus Kohlenhydraten.

Es mutet seltsam an, dass die Rate für Depressionen in Island, obwohl das Land doch so nördlich gelegen ist, deutlich unter der Zahl der übrigen westlichen Welt liegt. Aufgrund der besonderen Herausforderungen ihrer Lebensumstände würde sich niemand über höhere Fallzahlen unter der isländischen Bevölkerung wundern. Auffällig ist außerdem die bei Isländern knapp halb so hohe Todesrate durch Herzerkrankungen und Diabetes, bei weniger Übergewicht und einer der längsten Lebenserwartungen weltweit. Dies

Das üppige Schwefelangebot auf Island spiegelt sich auch in den dort erzeugten Nahrungsmitteln wider und fördert die überdurchschnittliche Gesundheit ihrer Bewohner.[40]

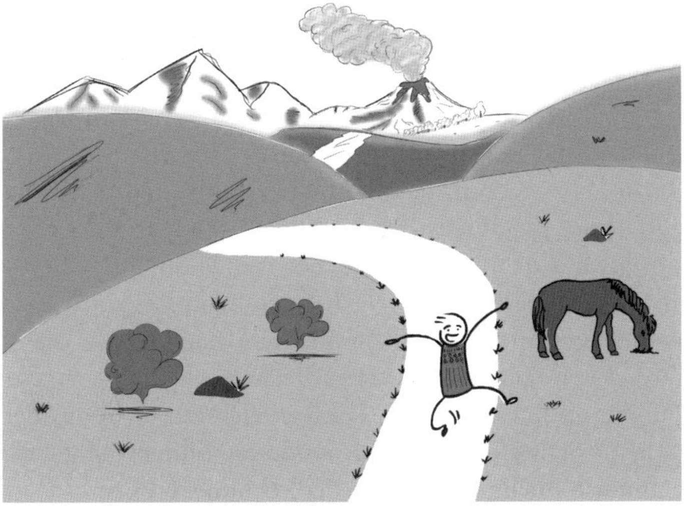

wird zurecht – neben dem gut funktionierenden Gesundheitssystem, der niedrigen Zahl an Rauchern und der sehr sauberen Luftverhältnisse – auch auf die typisch fischreiche Ernährung mit hohem Omega-3-Gehalt zurückgeführt.[39] Erfreulicherweise mehren sich jedoch zusätzliche Stimmen wissenschaftlicher Experten, die ganz besonders auf einen nicht unerheblichen gesundheitsfördernden Effekt durch Islands Reichtum an Schwefel in Luft und Boden hinweisen. Dieser stammt aus der typischen Vulkanlandschaft, die Island geformt und geprägt hat.

Darum MSM:

- MSM-reiche Lebensmittel sind praktisch verschwunden.
- Sulfatreiches Trinkwasser ist selten.
- Viele Stoffwechselvorgänge sind jedoch von ausreichender Versorgung mit organischem Schwefel abhängig.
- Island ist *das* Schwefelland; trotz jahreszeitlich klimatischer Nachteile weist Island im Vergleich zur übrigen westlichen Welt deutliche Vorteile in der Krankheitsstatistik auf.

MSM und seine Wirkungen

Zweifel an der Wirksamkeit von MSM plagten mich nie. Im Gegenteil, sofern Dauer, Dosierung und Qualität von MSM stimmen, erweist sich MSM bis heute als sanfte und verlässliche Maßnahme, sowohl zur Reduzierung von Schmerz und Entzündung wie auch zur Unterstützung beim Entgiften und Fasten. Nach wie vor verblüfft mich die faszinierende Bandbreite der Wirkungen von MSM. Etwas frustriert war ich jedoch vom Mangel an wissenschaftlicher Begründung für dieses erstaunliche Phänomen. Im Zuge des allmählich erwachenden Interesses am Schwefel in der Medizin im Allgemeinen und MSM im Besonderen, wandelt sich die ehemals karge Informationslage durch zahlreiche neuere Forschungsergebnisse in einen recht umfangreichen Fundus an Erkenntnissen. Diese erleichtern nicht nur das Verständnis rund um das Thema Schwefel und MSM, sondern eröffnen völlig neue Blickweisen auf scheinbar unumstößliche Grundsätze der Schulmedizin.

Die detaillierte Beschäftigung mit MSM vermittelte mir im Laufe der Jahre auf faszinierende Weise viele neue Aspekte bei der Hinterfragung bestehender Dogmen und lieferte bestechende neue Erkenntnisse über nicht vermutete Zusammenhänge. Allerdings sind wir von einem lückenlosen Gesamtverständnis noch recht weit entfernt, zumal – typisch Wissenschaft – beinahe jede Antwort etliche neue Fragen aufwirft. Dennoch werde ich versuchen, Ihnen einen Überblick zum Thema Schwefel und MSM zu verschaffen. Dazu habe ich Ergebnisse aus Forschungsarbeiten verschiedener wissenschaftlicher Disziplinen zusammengetragen, die ich Ihnen kompakt und dennoch praxisorientiert und alltagstauglich vermitteln möchte.

Schwefelversorgung des Körpers

Bislang wurde die Ernährungsmedizin von der Annahme dominiert, dass mit einer ausreichenden Eiweiß- bzw. Proteinaufnahme immer auch eine ausreichende Versorgung mit Schwefel einhergeht.* Dabei sind lediglich zwei der mehr als 20 bekannten Aminosäuren, die die einzelnen Bausteine von Proteinen bilden, in der Lage, Schwefel zu liefern: Methionin und Cystein.

---

* Die Begriffe Eiweiß und Protein werden von mir synonym genutzt; streng genommen darf erst ab einer Kette von mehr als 100 Aminosäuren von einem Protein gesprochen werden, Aminosäuren mit einer Länge von 50-100 ergeben ein Polypeptid, kürzere Ketten mit weniger als 50 Aminosäuren werden schlichtweg als Peptid bezeichnet.

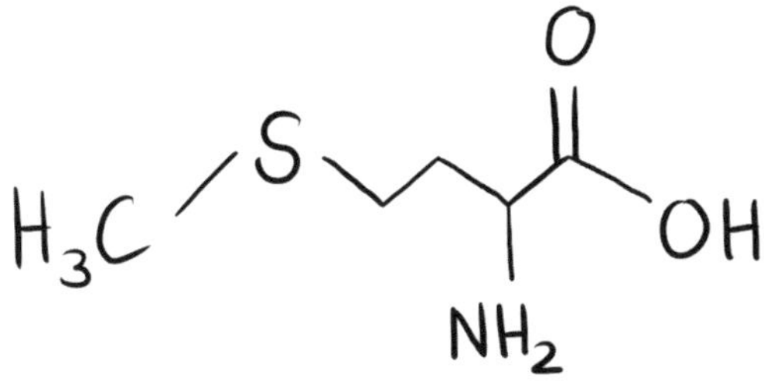

Methionin

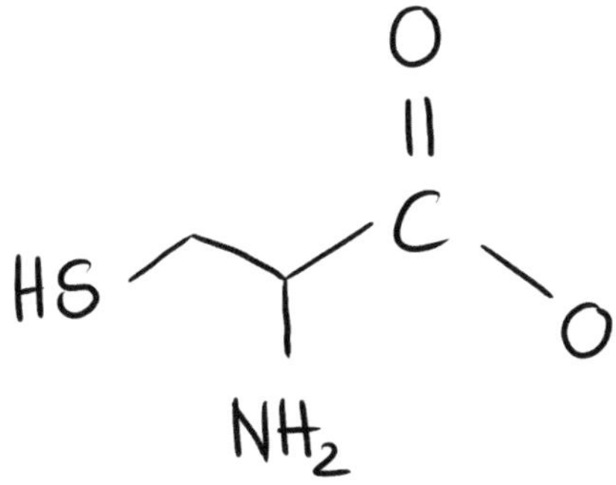

Cystein

Methionin gilt als essenziell, weil die Aminosäure vom Körper nicht hergestellt werden kann und mit der Nahrung aufgenommen werden muss. Cystein kann in der Leber u. a. aus Methionin hergestellt werden. Ob der Körper mit genügend Protein versorgt ist, kann mithilfe der sogenannten *Stickstoffbilanz* laborchemisch errechnet werden: Jede Aminosäure enthält mindestens ein Stickstoffatom, das nach Verstoffwechselung des Eiweißes über die Nieren ausgeschieden wird. Wird mehr Eiweiß und damit auch mehr Stickstoff aufgenommen als ausgeschieden, spricht man von einer *positiven Stickstoffbilanz*. Das ist beispielsweise bei Sportlern, die viel Protein zum Aufbau ihrer Muskelmasse zu sich nehmen, der Fall (*anaboler* Stoffwechsel). Eine *negative Stickstoffbilanz* bedeutet, dass mehr Eiweiße vom Körper abgebaut als aufgebaut werden, was zum Beispiel in Hungerphasen zu beobachten ist (*kataboler* Stoffwechsel). Die Stickstoffbilanz bildet bis heute die Berechnungsgrundlage für sowohl einzelne Aminosäuren als auch den gesamten Eiweißbedarf des Menschen, je nach Alter, Geschlecht und besonderen Lebensumständen (z. B. Schwangerschaft).[41]

Wissenschaftler fordern seit Langem ein ähnliches Berechnungssystem zur Ermittlung des Schwefelbedarfs von Menschen - bislang leider erfolglos.[42] Das ist eine fatale Situation für so viele Patienten! Da einem möglichen Schwefelmangel eine allgemein gültige Berechnungsgrundlage verwehrt bleibt, „existiert" er einfach nicht – obwohl es meines Erachtens und auch nach Meinung renommierter Wissenschaftler deutliche Anhaltspunkte für seine leidvolle Existenz vorhanden sind.[43] Früher galt die Annahme, dass die gesamte Versorgung mit Schwefel bereits über Methionin ausreichend gewährleistet ist. Aber beide Aminosäuren sind in erster Linie *proteinogen*, das heißt, sie werden hauptsächlich beim Ablesevorgang des genetischen Codes zur Herstellung spezieller Proteine zwingend benötigt und auch für die Zellteilung und -erneuerung. Bei etwa 4 Millionen Zellteilungen pro Sekunde wäre Methionin nicht nur in Sachen Schwefel im Körper ein gern gesehener Nährstoff.

Warum gönnen wir uns also nicht einfach regelmäßig eine Extraportion Methionin, zum Beispiel als Pulver? Die scheinbare Logik dahinter: Der Eiweißstoffwechsel käme zur Freude des aufgeweckten Sportlers so richtig auf Touren, mit höherer Leistungsfähigkeit als Lohn. Und obendrein würde auch noch der Schwefelstoffwechsel gefüttert. Aber Vorsicht! Eine übermäßige Einnahme von Methionin zieht schnell gefäßstressendes Homocystein nach sich. Die Medizin ist sich mittlerweile darüber einig, dass ein erhöhter Homocystein-Wert ein ernst zu nehmender Risikofaktor für die Gesundheit ist, vor allem ist er gefährlich für Herz, Gehirn und Nieren. Die Messung von Homocystein im Blut sollte unbedingt regelmäßiger Bestandteil jeder Check-up-Untersuchung sein. Außerdem ist erwiesen, dass zu viel Methionin zahlreiche schwerwiegende chronische Erkrankungen bis hin zu Krebs nach sich ziehen kann.[44] Eine gezielte Reduktion von Methionin in der Ernährung bei Krebserkrankungen kann wiederum dabei helfen, das Tumorwachstum zu bremsen. Eine vollständige Methionin-Restriktion ist jedoch in keiner Lebenssituation sinnvoll.[45] Bitte erinnern Sie sich, Methionin ist eine essenzielle Aminosäure, auf deren Zufuhr der Körper unter allen Umständen angewiesen ist. Die Unterstützung einer gesunden Darmflora und eine gewisse psychologische Stabilisierung mit reduzierter Angstbereitschaft sind nur ein kleiner Ausschnitt aus dem Spektrum positiver Beispiele einer notwendigen Basisversorgung mit Methionin.

Der gestiegene Bedarf an Schwefel kann keinesfalls in beliebigem Umfang über eine erhöhte Aufnahme von Methionin oder Cystein gedeckt werden. Das gilt jedoch nicht für MSM!

Bei Cystein verhält es sich ähnlich: Eine chronisch erhöhte Aufnahme dieser zweiten schwefelhaltigen Aminosäure, in der guten Absicht, den Schwefelstoffwechsel zu unterstützen, könnte fatale Folgen für die Gesundheit haben. Es drohen unter anderem Rheuma, Alzheimer, Parkinson und erhöhtes Herzinfarktrisiko.[46] Wie Sie später noch lesen werden, ist der Schwefelbedarf des Körpers in der heutigen Zeit enorm.

Ist MSM in ausreichender Menge vorhanden, stellt selbst die Deckung des zum Teil extrem gestiegenen Schwefelbedarfs unserer Zeit keine unlösbare Herausforderung dar. Und zwar ohne eine gefährliche Belastung für den Körper oder irgendwelche zusätzlichen Risiken durch die „Hintertür des Stoffwechsels" – wie dies von den schwefelhaltigen Aminosäuren bekannt ist.

Interessanterweise sind auch ohne besondere MSM-Zufuhr von außen immer wenigstens Spuren von MSM im Körper nachweisbar. Über die Produktion durch Darmbakterien sichert sich der Körper seine tägliche Minimalversorgung mit MSM. Es scheint, als sei der Körper auf MSM angewiesen und könne seine schwefelspezifischen Stoffwechselherausforderungen ohne eine Mindestmenge an MSM nicht bewältigen.[47] Anders formuliert: MSM ist in Sachen Schwefelversorgung des Körpers „hauptberuflich" unterwegs und entlastet Methionin und Cystein von ihrem „nebenberuflichen" Versorgungsauftrag. Mehr noch, MSM ist leidenschaftlicher Lieferspezialist für Schwefel, der jederzeit auch die stärkste Schwefelnachfrage sanft, zeitnah und zuverlässig befriedigt – ganz ohne Risikoaufschlag. Bei MSM „bestellt" der Körper aufgrund der stets freundlichen Bedienung und reibungslosen Abwicklung des Bestellvorganges grundsätzlich gerne. Methionin und Cystein mit Lieferaufträgen größerer Schwefelmengen zu behelligen, käme dagegen einer Art Belästigung gleich und wäre bald mit erheblichen Turbulenzen in der Stoffwechsellogistik und unkalkulierbaren Risiken verbunden. Hier bestellt der Körper sehr ungern und auch nur dann, wenn nirgendwo anders Schwefel zu bekommen ist.

Zur Versorgung mit Schwefel reicht die alleinige Zufuhr von Eiweiß nicht aus für ein langes gesundes Leben!

Um sich mit den verschiedenen aktiven Schwefelverbindungen selbst zu versorgen, benötigt unser Körper in nahezu jeder Zelle eine dynamische Produktions- und Verteileinheit, kurz *PAPS*[48] genannt. Dahinter verbirgt sich das in allen Zellen vorkommende Sulfat-erzeugende 3'-Phosphoadenosin-5'-phosphosulfat.

MSM liefert PAPS den Schwefel, wodurch dieser einen absolut lebenswichtigen Prozess in Gang setzt, die sogenannte *Sulfatierung.*[49] Dabei werden mithilfe von schwefelhaltigen Enzymen Sulfat-Ionen* (SO_4^{2-}: „Schwefel-Bioaktivmoleküle") mit anderen diversen Biomolekülen („X") verbunden.

* Sulfite (Salze der schwefligen Säure H_2SO_3) kommen z. B. in Wein vor, sind schnell toxisch für den Menschen und es kommt manchmal zu Unverträglichkeitsreaktionen. Sulfide (Salze des Schwefelwasserstoffs H_2S) kennt der Mensch als Geruchsstoffe und auch als natürliche Aminosäure Methionin.

Der Schwefel-Kreislauf des Menschen

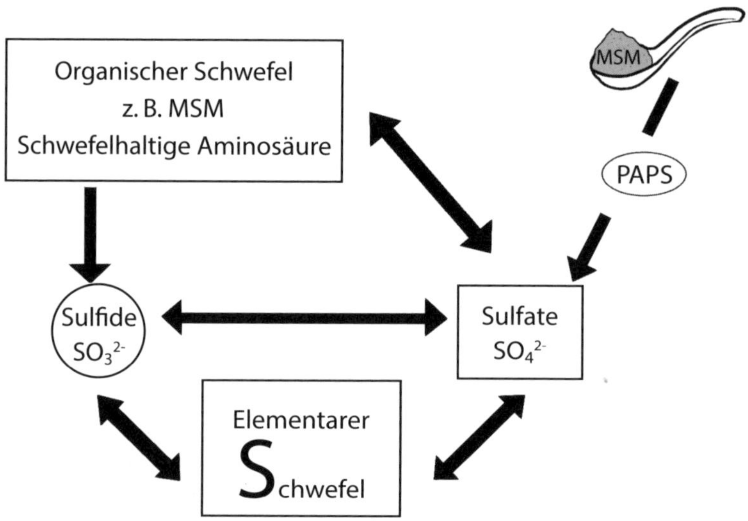

Bei diesen Bio-Supermolekülen kann es sich um ganz unterschiedliche Stoffe handeln, zum Beispiel:

- Bausteine für feste und elastische Sehnen, Bänder und Knorpel
- Biologische „Schmiermittel" und Stoffe zum Erhalt der Haut- und Bindehautelastizität
- Lebensnotwendige Baukomponenten für den Pischinger-Raum
- Reparaturelemente zum Aufbau und Erhalt der Myelinscheiden* der Nerven
- Cholesterin mit nahezu allen Hormonen, einschließlich Stresshormonen
- Vitamine, sekundäre Pflanzenstoffe (SPS)**
- Umweltgiftstoffe, Lebensmittelzusatzstoffe, toxische Schwermetalle
- Verschiedene Drogen, Medikamente und ihre Abbauprodukte
- Diverse Stoffwechselendprodukte (z. B. Reste von Gallensäuren und Verdauungsenzymen) u.v. a.m.

* Die Myelinscheiden sind vergleichbar mit der Kabelisolierung von Elektrokabeln.

** SPS dienen der Pflanze zwar weder als Nährstoff, noch zum Zellaufbau (wie die *primären* Pflanzenstoffe), können aber z. B. helfen, Fressfeinde oder Krankheitserreger abzuwehren. Für den Menschen sind zahlreiche gesundheitsfördernde SPS bekannt, jedoch sind viele auch giftig.

Die Sulfatierung beschreibt einen basalen Regulationsmechanismus, der für die unablässige natürliche Selbstregulation des Körpers unentbehrlich ist. Sulfatierung ist ein wichtiges Steuerelement bei der Kontrolle der Wirkbalance von äußerlich (exogen) aufgenommenen sowie durch den Stoffwechsel (endogen) erzeugten lebenswichtigen Molekülen. Sinkt die Sulfatierungsrate durch Schwefelmangel erzwungenermaßen ab, steigt das Risiko für schwerwiegende Krankheiten auf Dauer ganz erheblich.[50] Durch Sulfatierung produzierte schwefelhaltige Biomoleküle sind besonders wasserlöslich und können dadurch im Körper äußerst leicht transportiert, rasch verteilt oder letztlich auch zügig über die Nieren wieder ausgeschieden werden. Bei Schwefelmangel ist der Körper gezwungen, die zum „Versand“ anstehenden Biomoleküle aufwendig und energieverbrauchend in kleine LDL-Fettpartikel* einzupacken, was auf Dauer mit zahlreichen gesundheitlichen Störungen verbunden ist, von denen Sie später noch lesen werden. Gelingt selbst das nicht, beginnt der Körper, sich selbst zu bestehlen, indem er zum Beispiel Schwefel aus Knorpel löst, um die Ausscheidung gefährlicher Giftstoffe sicherzustellen und nicht Opfer seiner blockierten Entgiftung zu werden, frei nach dem Motto: „Entgiftung ist *jetzt* wichtiger als eine eingeschränkte Beweglichkeit *später*“. Im Blut angekommen (nach ungefähr 60 Minuten), fördert MSM die Beladung der roten Blutkörperchen mit Schwefel und bringt über die angekurbelte Sulfatierung den gesamten feinstofflichen Transport-, Verteilungs- und Entgiftungsstoffwechsel des Körpers in Schwung. Diese Schwefel-Bioaktivmoleküle sind absolut ungiftig und von enormem gesundheitlichem Wert, auch zur Entgiftung!

Sulfate sorgen außerdem für eine deutlich verbesserte Blutfließeigenschaft. Die roten Blutkörperchen versorgen sich nach der Schwefelspende durch MSM zunächst erst einmal selbst mit reichlich Sulfat-Ionen.[51] Diese MSM-Sulfate sind mit einer zweifach negativen Ladung versehen und fördern in ihrer unmittelbaren Nähe die Umwandlung von flüssigem Wasser in seinen Gelzustand. Ein negativ geladener Gelsaum aus Schwefel, der idealerweise jedes Blutkörperchen umhüllt, sorgt für ein sanftes Abgleiten und Abstoßen (gleichartige Ladungen stoßen sich ab), wenn Blutkörperchen durch den Blutdruck beschleunigt miteinander in Kontakt geraten. Gelkissen aus Schwefel schützen die roten Blutkörperchen vor chronisch übermäßiger „Geldrollen“-Bildung (sogenanntes Rouleau-Phänomen). Sie

* LDL steht für *Low-density Lipoprotein*, also ein Lipoprotein niedriger Dichte.

bilden dabei kettenartige Stapel, die zu regelrechten Verklumpungen zusammenkleben können (vgl. die Abbildung auf S. 59). Für den Fall einer blutigen Verletzung ist das sinnvoll, denn dadurch werden Wundverschluss und Heilung gestartet.

Schleichende Entzündungsvorgänge, die allen chronischen Erkrankungen einschließlich chronischem Dauerstress zugrunde liegen, fördern jedoch auch ohne jegliche Verwundung eine krankhaft gefährliche Geldrollenbildung. In der Folge verschlechtert sich die Durchblutung in den haarfeinen (Kapillar-)Gefäßen. Dadurch wird der Stoffaustausch zwischen Blutbahn, Gewebe und Zelle erschwert oder sogar ganz unterbrochen. Das Gewebe kann seine Aufgaben zunächst nur kurzfristig nicht erfüllen. Im späteren Verlauf, bei fortgesetzter Durchblutungsstörung, verweigert das Gewebe bzw. Organ dann oft ganz seinen Dienst. Als klassische, leider sehr weit verbreitete Beispiele für eine gestörte Durchblutung möchte ich Tinnitus und Hörsturz erwähnen; aber auch für eine ungestörte Blutversorgung von Gehirnregionen, knorpelnahen Gewebszonen („Verschleiß", Arthritis) oder Herzzellen kann übermäßige, scheinbar „sinnlose" Geldrollenbildung eine äußerst schwerwiegende Gefährdung der Gesundheit darstellen. Nicht selten bemerken Betroffene zunächst gar nichts von diesen Defekten, die deshalb bei Herz und Hirn als „stille" Infarkte bezeichnet werden und oftmals nur als Nebenbefund auffallen. Grundsätzlich ist jedoch keine Region des Körpers vor dieser Gefahr gefeit. Plötzliche Thrombosen, aus denen sich gefährliche Embolien lösen können, sind auf kein Organ beschränkt.

Ist zu wenig Sulfat verfügbar, was sicherlich auf fast alle Menschen zutrifft, zumindest in der westlichen Welt, springen Karbonate (COO^-) als „Back-up"-System ein – und fehlen nun prompt an anderer Stelle zum basischen Puffern saurer pH-Werte. Karbonate sind ebenfalls negativ geladen und in der Lage, gelartige Wasserpolster um sich aufzubauen, allerdings nicht ganz so beständig und kraftvoll wie sulfatierte Biomoleküle. Außerdem belastet ihr „Einspringen" den übrigen Mineralhaushalt auf Dauer nicht unerheblich (z. B. reaktiver Kalziummangel im Knochen). Gehen schließlich auch die letzten Reserven an Karbonaten zur Neige, übersäuert das Zellgewebe und es entwickelt sich rasch ein Szenarium, das unweigerlich schwerwiegende Krankheiten wie Krebs, Autoimmunerkrankungen und andere substanzverzehrende *katabole* Zustände (z. B. „unklarer" Muskelschwund) nach sich zieht.[52]

Diese zweifach negativ geladenen Sulfat-Gelkissen ähneln der Schleimhülle eingeweichter Leinsamen und bilden u. a. die:

- Hülle von Blutzellen,
- den äußerlichen Oberflächensaum der Zellen (auch Schleimhülle oder Glykokalyx),
- die samtige Auskleidung der kleinsten Kapillaren,
- die besonders druckbelasteten Arterien-Verzweigungen (Bifurkationen) und
- zahlreiche Stellen des Pischinger-Raumes.

Ohne ausreichenden Sulfat-Nachschub kommt es hier über das Ersatzteam aus (Kalzium-)Karbonaten auf Dauer zu unheilvollen Kompromissen mit Engstellungen durch „Verkalkungen". Bei bedarfsgerechter Bereitstellung von Sulfaten leben jedoch alle Zellen, Gefäße und der gesamte Pischinger-Raum regelrecht auf. Gesunde Schwingung, Pulsation und Resonanz dominieren ein lebhaftes System aus bedarfsgerechtem Sauerstoff- und Nährstofftransport, Nährstoffabgabe und -verteilung. Auch Zellregeneration und -reparatur kommen nicht zu kurz und das Immunsystem erfüllt mit ruhiger Umsicht zielsicher seine Aufgaben – ohne dabei hyperaktiv über das Ziel hinaus zu schießen (wie bei Allergien und Autoimmunerkrankungen). Die Bildung von sulfatierten Biomolekülen durch MSM ist also äußerst wichtig.

Ich möchte Ihnen an dieser Stelle nochmals verdeutlichen: Fast wie in einer Gummizelle ist unser gesamtes Gefäßsystem an seinen Rändern mit gelartigen Sulfatpolstern ausgestattet. Es handelt sich hierbei um eine großartige Lösung der Biologie, um den enormen Druck- und Scherkräften auf Dauer standzuhalten. Auch Blutzellen benötigen diesen Saum für ein „reibungsloses" Funktionieren. Und nicht nur sie, nahezu alle Zellen des Körpers, einschließlich des Pischinger-Raumes, benötigen diese essenzielle elektrische Strömungs-, Versorgungs- und Kommunikationshilfe. Sie bildet die entscheidende lebendige Grundlage für die riesige Herausforderung unseres gesamten Daseins: Stets fest bis hart *und* gleichzeitig elastisch zu sein – wie Bambus.

Der erfolgreiche Spagat aus Elastizität, Flexibilität und Festigkeit ist ohne einen gut gefüllten Schwefel-Pool undenkbar. Die Folgen eines allmählich trockengelaufenen Schwefel-Pools zeigen sich allerspätestens im mittleren Alter (immer häufiger auch früher) mit diversen Einschränkungen in der Gelenk- und Denkbeweglichkeit.*

* „Flexibilität im Denken" hat anatomisch-funktional seinen Ursprung im Begriff „neuronale Plastizität". Eine entsprechende Nutzung und Reizung des Gehirns vorausgesetzt, beschreibt der Begriff die lebenslange flexible Fähigkeit zur Optimierung von Lern- und Gedächtnisprozessen. Diese bleibt ohne ausreichende Schwefelversorgung beschränkt; auch hier erweist sich die regelmäßige Einnahme von MSM als sehr nützlich.

Im Alter klagen viele Menschen über ihre mangelnde Beweglichkeit – und ihr Umfeld häufig über ihre mangelnde Flexibilität (Plastizität) im Denken. Die Fähigkeit zur widerstandsfähigen Elastizität gehört zur Grundausstattung jeder gesunden Zelle von Herz, Gehirn, Atemwegen, Gefäßsystem und Blutkörperchen, Haut mit innerer Schleimhaut, von Gelenk- und Bandapparat sowie Knochen, Leber, Nieren, Extrazellulärraum, Immunsystem usw., und sie ist direkt vom Füllstand des Schwefel-Pools abhängig. Hüpfen, springen (und landen), bücken, strecken, stolpern, dehnen, stürzen (und unbeschädigt wieder aufstehen), all das wäre ohne die zahllos im Körper verteilten elektrischen Schwefeldämpfer und ihren Reparaturnachschub durch MSM äußerst gefährlich. Im schlimmsten Fall könnte beispielsweise eine Sehne oder ein Gefäß reißen. Deshalb sollten Sie – zum Wohl Ihrer Gesundheit – regelmäßig organischen Schwefel nachfüllen (Bitte volltanken!) und zwar nicht erst dann, wenn das Reservelämpchen in Form von Schmerz und Entzündung aufleuchtet oder die Gehirnleistung nachlässt.*[53] Glücklicherweise gibt es schwefelhaltige Nahrungsquellen, die allerdings den hohen Bedarf an organischem Schwefel alleine nicht befriedigen können – und es gibt das beste organische Schwefelergänzungsmittel aus unserer grauen Vorzeit: MSM!

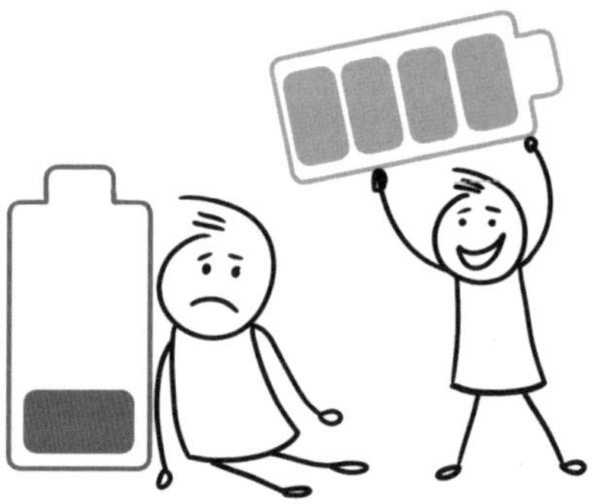

Nachdem MSM die roten Blutkörperchen und die Blutbahn über PAPS mit Schwefel versorgt hat, spüren manche Menschen – besonders in den ersten Wochen der Einnahme – dies oft als regelrechten Energieschub.

Hierbei handelt es sich um ein untrügliches Zeichen eines nun behobenen Sulfatmangels, der aber selbstverständlich auch ohne diesen MSM-vermittelten Energieschub vorliegen kann. Die Stoffwechselreaktionen von Menschen sind in höchstem Maße individuell. Wie Sie sehen, sind sulfatierte Biomoleküle (SO_4^{2-}) eigentlich die *Supermoleküle*, um Lebensphänomene wie Gesundheit und Krankheit des Menschen besser zu verstehen Neben der äußerst gefährlichen „schleichenden Entzündung" (engl. *silent inflammation*) ist die Berücksichtigung keines anderen gesundheitsgefährdenden Risikofaktors so entscheidend für das körperliche und seelische Wohl wie die Sulfatierung.

* Mithilfe von MSM sulfatierte sogenannte Aminozucker (engl. CSPG für *Chondroitin sulfate proteoglycan*) besitzen eine enorm stabilisierende und schützende Wirkung auf das gesamte zentrale Nervensystem.

Entwicklungsgeschichtlich muss der Mensch aus einer langanhaltenden Periode mit bester Schwefelversorgung stammen, denn sein gesunder Stoffwechsel ist in höchstem Maße auf ein üppiges Schwefelangebot eingestellt. Die riesige Bedeutung des Sulfatierens für die Gesundheit des Menschen wurde in der Vergangenheit leider völlig unterschätzt. Dennoch kann ich die Wissenschaftswelt durchaus verstehen, denn die Variationen der Sulfatierung in der Tierwelt und beim Menschen sind enorm komplex und schwierig zu erforschen.[54] So dürfen wir für die Zukunft noch viele weitere interessante Forschungsergebnisse erwarten. Dieses Buch soll Ihnen aber schon jetzt einen Vorgeschmack geben auf die wichtige Rolle von MSM für die Sulfatierung und somit für den Erhalt oder die Wiederherstellung von körperlicher und seelischer Gesundheit. Noch ist es aber mit der MSM-Versorgung bei den meisten Menschen nicht weit her. Die zahlreichen Stressoren unserer heutigen Zeit führen bei gleichzeitigem Unterangebot aus Nahrung und Umwelt zu einer körperlichen Übernachfrage nach Schwefel, die derzeit nicht anders befriedigt werden kann als durch die gezielte Auswahl von biologisch hochwertigen Nahrungsmitteln und einer zusätzlichen Nahrungsergänzung mit MSM.

„Sulfatieren Sie sich" könnte ein sinnvolles neues Motto in der Ernährungsmedizin lauten. Oder: „Sulfatify yourself" – damit es die ganze Welt versteht!

Dafür gibt es eine Reihe weiterer guter Gründe, wie Sie in den nächsten Kapiteln lesen können.

Darum MSM:

- Es gibt nur zwei schwefelhaltige Aminosäuren, die für die Deckung des Schwefelbedarfs theoretisch in Frage kommen.
- Die alleinige Zufuhr von schwefelhaltigen Aminosäuren reicht zur Schwefelversorgung nicht aus.
- Der Schwefelbedarf steigt stetig, u. a. aufgrund von chronischem Stress, Umweltverschmutzung, Innenweltverschmutzung, steigendem Medikamentenkonsum und längerer Lebenserwartung.

- Die Sulfatierung ist einer der entscheidenden Stoffwechselprozesse für mehr Gesundheit und Leistungsfähigkeit.
- MSM liefert Schwefel direkt für die Sulfatierung.
- MSM hält die elektrische Zellspannung aufrecht, u. a. zur Verbesserung der Zellernährung und der immunologischen Abwehr.
- MSM polstert Blutbahn und Blutzellen für eine „reibungslose" Durchblutung aus.
- MSM stabilisiert den pH-Wert und hilft, Basenpuffer zu schützen.
- MSM ist sozusagen „essbare" Flexibilität, es erhöht die dehnbare Festigkeit und Elastizität des Körpers sowie die Plastizität des Gehirns, damit der Geist flexibel bleibt.

KAPITEL 7

Heilung „auf Elektrisch" – MSM ist gesunde E-Power pur!

Vor etwa 1000 Jahren wurde in China der Kompass erfunden. Ein kleiner Metallsplitter in seiner Mitte wies allen Nutzern den Weg zum magnetischen Nordpol. In jenen Jahren muss vom Kompass geradezu ein magischer Zauber ausgegangen sein, denn die Existenz elektromagnetischer Felder war noch nicht bekannt. Mittlerweile wissen wir, dass die Erde von einem gigantischen Magnetfeld durchdrungen ist. An ihrer Oberfläche existieren zahlreiche magnetische Flusslinien. Ähnlich wie an den Saiten einer Gitarre „zupfen" ständig geladene Teilchen von der Sonne (sogenannte Sonnenwinde) und aus der Hochatmosphäre (sogenannte Ionosphären-Winde) an den Magnetlinien der Erde. Dadurch können teilweise beträchtliche Verformungen der Erde entstehen und z. B. elektromagnetische Impulse gestört oder stabilisiert werden (so lassen sich unter anderem Funksignal-Schwankungen erklären). Aber auch wir Menschen reagieren direkt auf den Einfluss stärkerer Sonnenwinde, beispielsweise mit einer vermehrten Ausschüttung von Melatonin aus der Zirbeldrüse. Diese bildet zusammen mit dem Hypothalamus eine Art Kontrollturm zum Rhythmisieren einer Vielzahl von Stoffwechselfunktionen (Schlaf-Wach-Rhythmus, Produktion von Stress- und Glückshormonen sowie Sexual- und Schilddrüsenhormonen, gesunder Zellteilungsrhythmus u.v. a.m.).[55] Sehr wahrscheinlich stehen nicht nur alle Mikroben, Pflanzen und Tiere in Kontakt und Austausch mit den elektromagnetischen Feldern ihrer Umgebung, sondern haben sogar spezielle Fähigkeiten entwickelt, auch weil sie selbst auf bestimmte Art (schwach) elektrische Wesen sind. Diesbezüglich wird die Fähigkeit zur Orts- und Zielbestimmung am häufigsten beforscht (Zugvögel) und wahrscheinlich verfügt auch der Mensch mithilfe seiner Zirbeldrüse grundsätzlich über einen elektromagnetischen Orientierungssinn.[56] Wir sollten uns also unbedingt daran gewöhnen, Elektrizität nicht nur als rein äußeres technisches Phänomen zu betrachten. Das beste Beispiel hierfür: EKG und EEG belegen die ständige elektrische Aktivität unseres Körpers. Alles Leben, auch Gesundheit und Krankheit, findet seinen Ausdruck in elektrischen Spannungsfeldern, und zwar sowohl *um* uns herum, als auch *in* uns. Elektronen bilden die energiereiche Währung der elektrischen Spannung. Die richtige elektrische Spannung ist Grundvoraussetzung für unsere Gesundheit. Ausreichender Nachschub mit Elektronen und auch deren geordneter Austausch sind die Voraussetzung für lebenslange Gesundheit, Fitness, Widerstands- und Regenerationskraft. So hängt beispielsweise die gesunde Funktion des feinstofflichen Konzertes aller Blutbestandteile von einem gewissen Elektronen*überschuss* ab. Dieser zeigt sich konkret in einem Überschuss an negativ geladenen Ionen, welche u. a. die optimale Versorgung mit Sauerstoff und Nährstoffen gewährleisten und das Risiko für Durchblutungsstörungen und Infarkte deutlich senken. Negativ geladene Ionen sind elektrische Moleküle mit einem Elektronen*überschuss*.

> Vereinfacht ausgedrückt kann man sagen: Elektronenüberschuss ist Leben.

Zunehmendes Alter, chronische Überforderung durch Stress oder Krankheit und übermäßige Belastung durch Sport sind nur einige Beispiele für den gefährlichen Verlust bestimmter negativ geladener Moleküle und den Verlust von Elektronen insgesamt. Hier liegt die Hauptursache für alle chronischen Krankheiten unserer Zeit: Die chronisch schleichende Entzündung (auch: stille Entzündung, engl. *silent inflammation*).

Schon taucht in der medizinischen Forschung eine neue Überschrift auf, die dieses Krankheitsphänomen präzise beschreibt: Das *Elektronendefizit-Syndrom* (EDS, engl. *electron deficiency syndrome*) rückt immer mehr ins Zentrum weltweiter wissenschaftlicher Aufmerksamkeit. Zahlreiche Studien belegen die heilsamen Wirkungen, die ein Ausgleich des Defizits an Elektronen bewirken kann. Verringerte Entzündung, nachlassender Schmerz, positivere Stimmungslage und verbesserte Wundheilung zählen genauso dazu wie die Verbesserung von Herz- und Gefäßerkrankungen, Atemwegs- und degenerativen Nervenkrankheiten, Typ-2-Diabetes, Autoimmunerkrankungen und Krebs.[57,58] Eine leicht umsetzbare Empfehlung zum

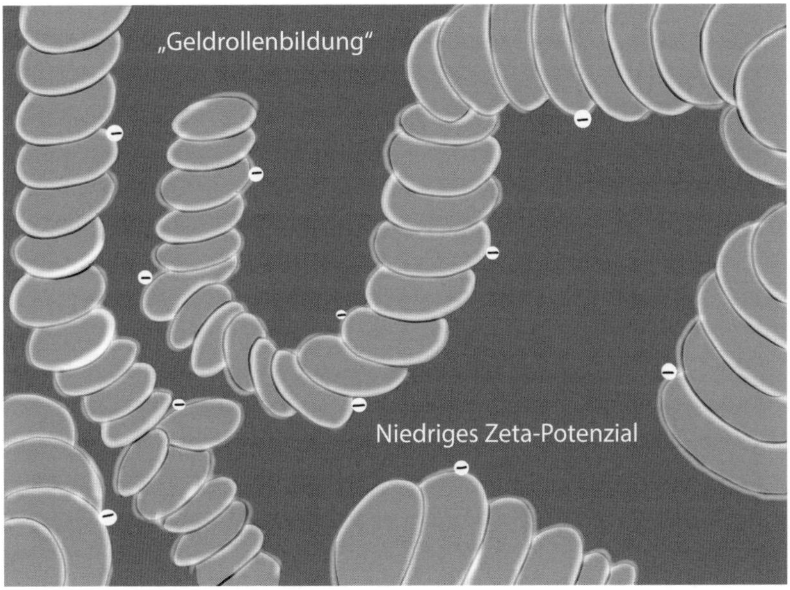

Bremsen von EDS ist häufiges Barfußlaufen auf Gras, Erde, Stein und Sand, wozu auch das Laufen auf Steinfußböden im Haus zählt.[59] Barfußlaufen bei Sonnenschein wäre optimal, da die Sonnenstrahlen in der Haut Cholesterin und Vitamin D_3 aktiv schalten. Und spätestens hier kommt MSM ins Spiel. „Aktiv schalten“ bedeutet in diesem Fall, eine Substanz mit unserem bereits bekannten Super-Sulfatmolekül zu verbinden, da nur diese Kombination stoffwechselaktiv sein kann. Dieses Super-Sulfatmolekül ist ein negativ geladenes Molekül (SO_4^{2-}), dass unser Körper zum Nachtanken und Auffüllen der Elektronenreserven dringend braucht. Leider ist es beim Menschen zum absoluten Mangel-Molekül geworden, weshalb unser Stoffwechsel „sehnsüchtig“ auf MSM und die Zufuhr konstant hoher Nachschubmengen von Sulfat-Bioaktivmolekülen wartet.

Auch auf die Gefahr hin, mich zu wiederholen: Für eine optimale gesunde Durchblutung benötigen sowohl die roten Blutkörperchen als auch die Gefäßwände einen negativ geladenen (-) Saum aus wässrigen Gelkissen, die auf Schwefel-Bioaktivmolekülen aus MSM aufgebaut sind. Wie elektrische Stoßdämpfer schützen sie uns durch elektromagnetische Abstoßung und durch ihre gelartigen Verformungselemente vor den Folgen zerstörerischer Aufprallkräfte und der ständigen Gefahr klebriger Verklumpungen (schädliche „Geldrollenbildung“).

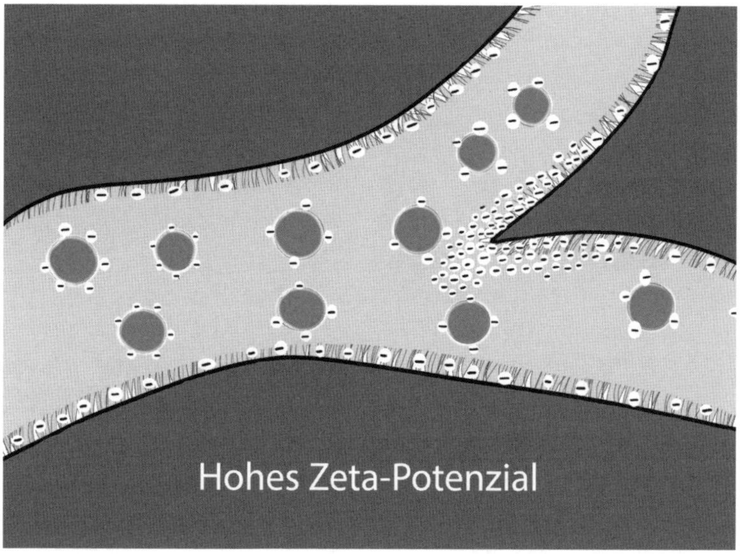

Die Blutfließeigenschaften sind grundsätzlich stark von der Oberflächenspannung mit ihren pulsierenden elektromagnetischen Abstoßungen innerhalb der Gefäße abhängig. Das sogenannte Zeta-Potenzial misst diese äußerst nützlichen Abstoßungskräfte zwischen Gefäßwand und Blutkörperchen für einen reibungslosen Blutfluss (vgl. obige Abbildung).[60] Je höher die pulsierende Spannung ist, desto niedriger ist die Blutviskosität und die Gefahr für krankhafte Verklumpungen und Fließwiderstände (erhöhter Blutdruck) steigt. Ein hohes, stabiles Zeta-Potenzial steht für bessere Durchblutung und Gesundheit. Mit zunehmendem Alter sinkt das Zeta-Potenzial jedoch und die Gefahr für ernsthafte chronische Erkrankungen steigt kontinuierlich.[61]

MSM unterstützt ein hohes Zeta-Potenzial und wirkt wie eine Art „essbare" Ladestation für den Körper. MSM sichert den lebenswichtigen Aufbau negativ geladener elektromagnetischer Spannungsfelder und hält den Elektronenaustausch des Körpers in Schwung.

Darum MSM:

- MSM hilft dabei, EDS (Elektronendefizit-Syndrom) zu bekämpfen, die mikroelektrische Ursache vieler chronischer Erkrankungen und Erschöpfungszustände.
- MSM fördert den Elektronenaustausch im Körper.
- MSM fördert die Erschütterungsfestigkeit mithilfe aktiver elektrischer zellulärer Stoßdämpfung im Körper.
- MSM bekämpft die zunehmende Thromboseneigung im Alter.
- MSM fördert die natürliche Abstoßung zwischen den Blutkörperchen und verhindert die zufällige Verklumpung der Blutes.
- MSM behindert nicht die natürliche Verklebung von Zellen zum Abdichten einer Wunde.

KAPITEL 8

MSM hält freie Radikale in Schach

Bestimmt haben Sie schon einmal von Oxidation und Antioxidanzien gehört? Kaum ein anderes Begriffspaar wird in Texten über Nahrungsergänzungsmittel so häufig benutzt und – wie ich immer wieder feststelle – nicht verstanden! Dabei ist das Phänomen der Oxidation ständig präsent.

Rund um die Uhr findet es in uns und um uns herum statt und ist eigentlich nicht zu übersehen: ein rostiger Nagel, Risse im verblichenen Dach eines Cabrios oder im blassen Fahrradgriff, spröde Reifen, der aufgehellte Stoff einer Sonnenmarkise, ein runzeliger Apfel, ranziger Geruch aus einer alten Speiseölflasche, sonnengegerbte faltige Haut oder Sonnenbrand.

Damit Sie eine sehr wichtige Wirkung von MSM besser verstehen, möchte ich die Gelegenheit zu einer grundlegenden Begriffsklärung nutzen. Unser Körper verfügt über ein großes Arsenal an schwefelhaltigen Antioxidanzien. Jedes einzelne ist lebensnotwendig und verantwortlich für die Aufrechterhaltung einer optimalen Leistungsfähigkeit unserer Zellen und damit unentbehrlich für Wohlgefühl und Gesundheit. Mit der Einnahme von MSM unterstützen Sie ausreichend hohe Spiegel für nahezu jedes schwefelhaltige Antioxidans und leisten an zentraler Stelle im Körper einen alternativlosen Beitrag für Ihre Gesundheit und

Oxidation

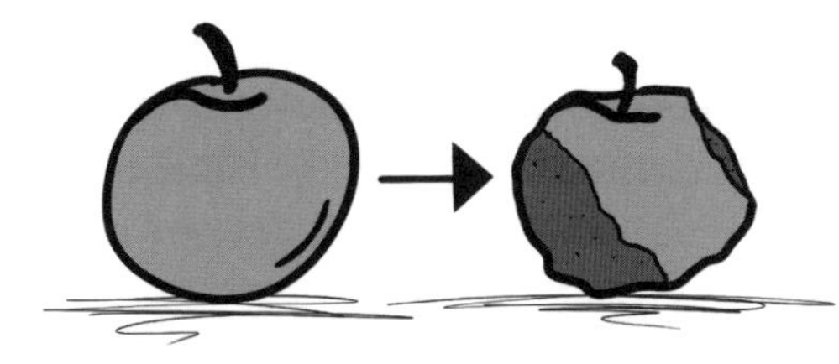

Frischer Apfel Alter Apfel

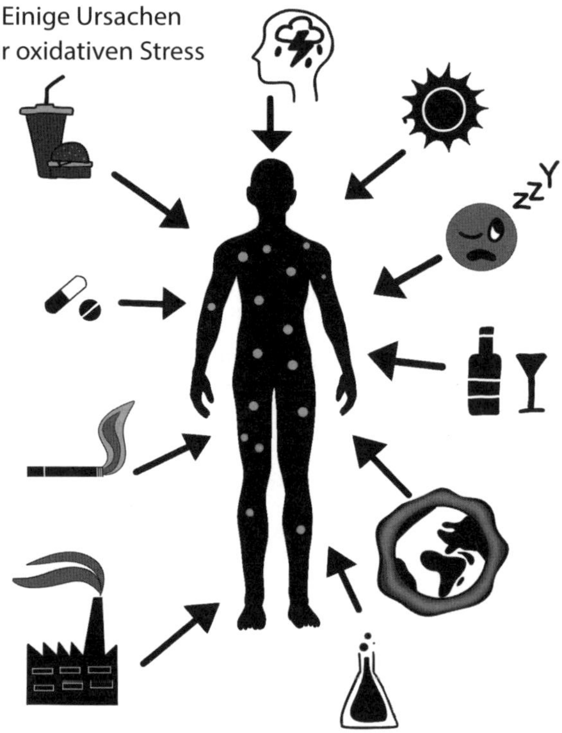

zur Unterstützung gegen Krankheit.[62] Aber MSM kurbelt auch nicht-schwefelhaltige körpereigene Antioxidanzien an; und es schaltet viele mit der Nahrung oder als Nahrungsergänzungsmittel zugeführte Antioxidanzien überhaupt erst frei oder potenziert ihre Wirkung.

> Je älter wir werden, desto schneller „rosten" unsere Zellen. Achten wir nur wenig auf unsere Gesundheit, beschleunigen wir diesen Prozess. Alle Antioxidanzien wirken wie ein inneres Rostschutzmittel – unter Führung von MSM besonders effektiv!

Im ersten Kapitel konnten Sie erfahren, welche zentrale Bedeutung Mitochondrien für die Gesundheit haben – sie sind essenzieller Bestandteil jeder Zelle. Dort erzeugen sie als *Kraftwerk des Lebens* die von uns benötigte Energie – und ohne Energie kein Leben (vgl. die Abbildung auf S. 20). Immer genügend leistungsfähige Mitochondrien und damit Energie in jeder Zelle zur Verfügung zu haben, ist eine unverzichtbare

Voraussetzung für ein gesundes Leben. Mangelt es an Energie in der Zelle, gefährdet das auf Dauer ihre gesunde Leistungsfähigkeit und beeinträchtigt so unser komplexes Dasein aus Körper, Seele und Geist massiv. Immunschwäche, Leistungsabfall und depressive Stimmungsschwankungen können Vorboten chronischer Entzündungsprozesse sein, die schließlich in ernsthafte Erkrankungen münden und nicht selten vorzeitig zum Tod führen.

Wie produzieren unsere Mitochondrien die benötigte Energie? Elektronen sind Lebensenergie und in gewissem Umfang die Währung für Gesundheit. Mit jedem Atemzug gelangt energiereicher Sauerstoff in die Zelle. In den Mitochondrien wird er zu Kohlendioxid, Wasser und *dem* wichtigsten Lebensmolekül unseres Körpers umgewandelt: Adenosintriphosphat, kurz ATP.

Nach seiner Aufnahme über die Atmung wird dem Sauerstoffmolekül ein Elektron abgerungen (man könnte auch sagen „gestohlen") und an sein ständig elektronenhungriges ATP-Partnermolekül (ADP → ATP)* „weitergereicht". Dieser Vorgang der unfreiwilligen Elektronenübertragung wird *Oxidation* genannt. Das um ein Elektron beraubte Sauerstoffmolekül reagiert nun aggressiv, da es nur noch eine ungerade Zahl an Elektronen besitzt, und ihm ist jedes Mittel recht, um sein Elektron zurückzuholen. Koste es, was es wolle, und woher auch immer!

Jedes ATP-Molekül funktioniert wie ein kleiner Akku mit sehr kurzer Laufzeit. ATP speichert Energie und stellt sie unserem Körper für schätzungsweise 60 Sekunden zur Verfügung. Pro Tag produziert und verbraucht unser Körper eine riesige Menge ATP, die die Größenordnung seines eigenen Gewichts erreichen kann. Es ist einerlei, ob Sie Muskel- bzw. Ausdauerkraft benötigen oder Ihre geistigen Fähigkeiten abrufen bzw. trainieren wollen, immer ist reichlich Lebensenergie in Form von ATP nötig. Ohne ATP stirbt jede Zelle. Im Gegenzug bildet eine ausreichende Menge an ATP die unverzichtbare Grundlage für ein aktives, gesundes Leben.

Überzählige Elektronen sind im Körper jedoch Mangelware und da kein „Markt" existiert, auf dem Elektronen frei „zum Kauf" angeboten werden, wird Sauerstoff gezwungenermaßen selbst zum Dieb und begibt sich als *freies (Sauerstoff-)Radikal*

* ADP steht für Adenosin*di*phosphat und enthält ein Elektron weniger als ATP (Adenosin*tri*phosphat); es ist also energieärmer als ATP.

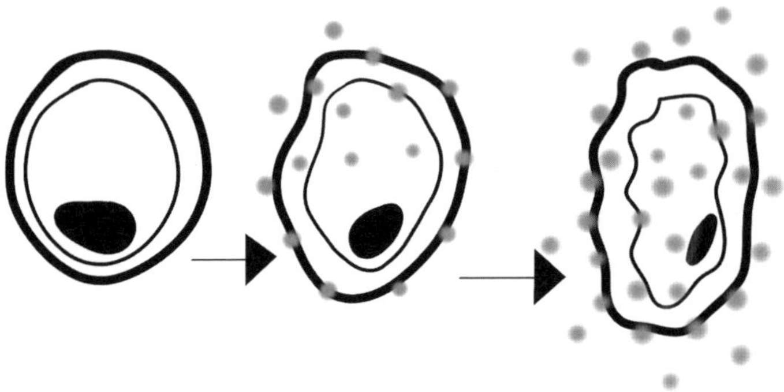

(ROS, RNS, RONS) bzw. Oxidans auf Elektronenbeutezug.* Rücksichtslos stiehlt es sofort Elektronen aus allen möglichen biologischen Verbindungen und beginnt damit in unmittelbarer Umgebung des Tatorts, wo es selbst überfallen wurde. Oxidierter Sauerstoff gibt buchstäblich nicht eher Ruhe, bis der ursprüngliche Ladezustand wiederhergestellt ist – und dabei macht er vor keiner wichtigen biochemischen Verbindung, keiner noch so lebensnotwendigen Zellstruktur halt. Er „greift" nach Elektronen, wo immer er sie finden kann, auch wenn dadurch die Funktion der Zelle, der Organe und schließlich des ganzen Körpers empfindlich gestört wird.

Der Körper wehrt sich dagegen mit allen antioxidativen Substanzen, die ihm zur Verfügung stehen. Dazu verfügt er über ein angeborenes, inneres System aus Antioxidanzien und der Möglichkeit, Antioxidanzien von außen über vitalstoffreiche Nahrung und Getränke zu sich zu nehmen. Genügen die antioxidativen Kräfte zur Kontrolle und Eindämmung der oxidativen Angriffe aber nicht, besteht die Gefahr einer *oxidativen Kettenreaktion.*

Geben die antioxidativen Schutzwälle dem oxidativen Sturm mehr und mehr nach, entwickelt sich schließlich das hochgefährliche Szenario von immer schwerer zu kontrollierendem oxidativem Stress. „Sturmschäden" sind dann unvermeidbar und unsere Gesundheit gerät erheblich unter Druck. Nur unter Aufbietung aller antioxidativen Abwehrkräfte können schwere Dauerschäden abgewendet

---

* Sauerstoffradikale werden auch als reaktive Sauerstoffspezies, kurz: ROS für engl. *reactive oxygen species*, bezeichnet (ein aggressiver Vertreter der ROS ist das Hydroxyl-Radikal); zusammen mit hochreaktiven Stickstoffverbindungen, engl. *reactive nitrogen species* für RNS (ein aggressiver Vertreter ist Peroxinitrit), spricht man auch von RONS (engl. *reactive oxygen nitrogen species*).

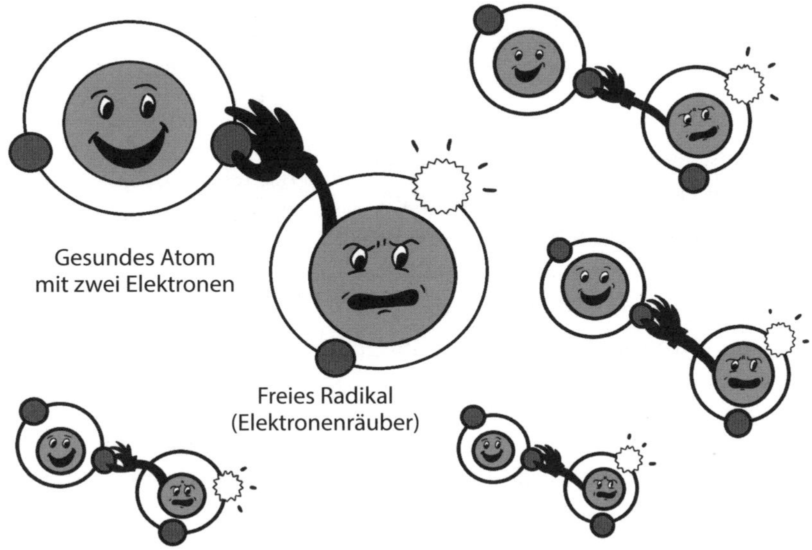

bzw. ausgeglichen und repariert werden. Deshalb ist unser Körper stets auf kraftvolle antioxidative Power, von innen wie von außen, angewiesen, denn schon mit dem ersten Atemzug entstehen täglich Milliarden von freien Radikalen – und zwar nicht nur bei der Atmung.[63,64]

Über Oxidanzien bzw. freie Radikale wird in der Wissenschaft seit Jahren heiß diskutiert. Zu Recht! Aber ehe Sie jetzt ein neues Feindbild aufbauen und glauben, freie Radikale als generelle Bösewichte im Stoffwechsel ausmachen zu dürfen, möchte ich Sie einladen, sich einen breiteren und differenzierteren Blickwinkel zu erhalten.

> Oxidativer Stress konnte mittlerweile identifiziert werden als einer der Hauptverursacher fast aller chronischen Entzündungsreaktionen und damit verbundenen etwa 200 chronischen Krankheiten.[65]

Denn zunächst einmal erfüllen Oxidanzien in relativ geringen Mengen, etwa als Boten- oder Signalstoffe und in der Immunabwehr, außerordentlich wichtige Aufgaben im Körper. Werden wir beispielsweise mit Viren oder Bakterien infiziert, beschießen Immunzellen die ungebetenen Eindringlinge mit einem Feuer aus freien Radikalen, denn Viren und Bakterien verfügen über keine nennenswerten antioxidativen Schutzsysteme. Leider lässt bisweilen die Zielgenauigkeit der manchmal etwas übereifrigen Abwehrzellen zu wünschen übrig, sodass es zu Schäden und Verlusten im eigenen Körper kommt. Unter großem Energieaufwand muss dieser sich nach einem überstandenen Infekt diversen Aufräumarbeiten widmen, was die Geduld der Betroffenen, durch die oft zu beobachtende und teilweise lang anhaltende Müdigkeit nach Infekten auf die Probe stellt. Ein weiteres Beispiel: Bei körperlicher Anstrengung und speziell beim Sport stellen Oxidationsprozesse nicht nur die spontane Energieversorgung sicher. Auch die durch hohe Belastung entstehenden vorübergehenden oxidativen Schäden an den beanspruchten Organen wie Gehirn und Nervensystem, Herz- und Gefäßsystem, Lungen, Muskeln, Bändern, Sehnen und Gelenken stellen eine notwendige Initialzündung für den anschließenden Beginn des körpereigenen antioxidativen und regenerativen Wiederaufbau- und Verstärkungssystems dar. Seine Aufgabe ist es, schnellstmöglich belastungsbedingte Zellschäden (nicht nur Muskelkater) auszugleichen und zusätzlich verstärkendes Zellwachstum als eine Art Sicherheitsreserve zu bilden (z. B. sichtbar im Muskelwachstum). Dieses antioxidative Wiederaufbau- und Verstärkungssystem bildet somit die Basis für den angestrebten Trainingsfortschritt. Es soll den Körper auf das nächst höhere (verletzungsfreie) Belastungsniveau vorbereiten. Unabdingbare Voraussetzung hierfür ist aber grundsätzlich der oxidative Reiz mit bewusst einkalkulierter oxidativer Schädigung.

> Oxidative Stoffwechselvorgänge sind keineswegs grundsätzlich schädlich und Oxidanzien dürfen nicht pauschal als Gegner unseres Lebens verunglimpft werden. Erst wenn sie dauerhaft zahlenmäßig überlegen auf eine dauerhaft unterlegene antioxidative Abwehr treffen, werden sie zu einer Bedrohung für unsere Gesundheit.

Ein bei Trainern und ambitionierten Freizeitsportlern häufig zu beobachtender Fehler liegt in einer zu hohen Belastungsintensität und/oder zu kurzen antioxidativen Erholungsphasen. Ohne ausreichende Zeit für die dringend benötigten antioxidativen Wiederaufbau- und Verstärkungsarbeiten bringt eine zu früh einsetzende erneute Belastung zusammen mit ihrem oxidativen Stress etliche gesundheitliche Gefahren mit sich – und der Fortschritt im Anstieg des Belastungsniveaus bleibt aus. Überforderungen durch zu kurze Regenerations- und Pausenintervalle erzeugen oft überflüssige Verletzungen an einem Organismus, der sich eigentlich noch in der Regeneration befindet und von der zu frühen Anstrengung überrumpelt wird (z. B. entzündliche Bänder-, Sehnen- und Gelenkreizungen, Muskelzerrungen,

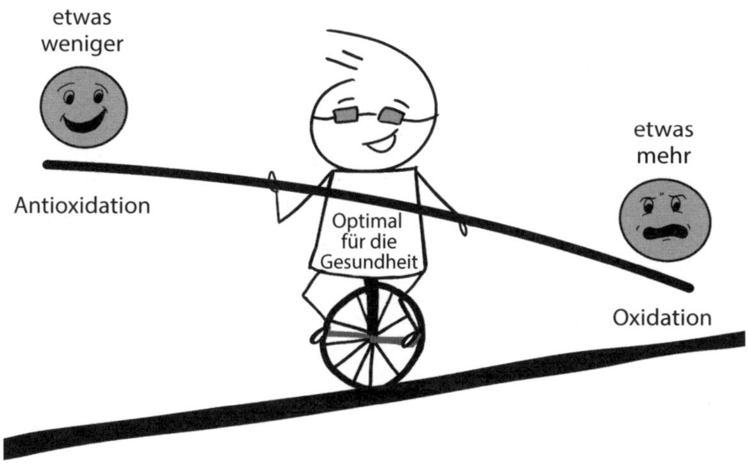

Herzmuskelentzündungen etc.). All das gefährdet leichtfertig die Erfolge der Trainingsplanung.

Unser Organismus ist auf eine leicht schräge Balance zwischen Oxidanzien und Antioxidanzien zugunsten der Oxidanzien eingerichtet, denn sonst wäre bei optimaler Bildung und Versorgung mit Antioxidanzien eine Pattsituation denkbar, die rechnerisch einer Null gleichkäme. Das würde bedeuten, dem Körper stünden beispielsweise für existenzielle Herausforderungen durch infektiöse Erreger keine Oxidanzien zur Verfügung – und das wäre natürlich eine sehr gefährliche Lage, weshalb unser Körper grundsätzlich auch mit dem natürlichen Nachschub von Oxidanzien in relativ kleinen, kontrollierbaren Mengen nicht nur kein Problem hat, sondern diese Kontingente tatsächlich auch für den Überlebenskampf benötigt. Wie in eigentlich allen Stoffwechselprozessen des Körpers kommt es auch bei der Oxidation und Antioxidation auf ein ausgewogenes und gleichzeitig dynamisches Gleichgewicht an. Freie Radikale und andere Oxidanzien sind also nicht grundsätzlich problematisch oder gar feindselig. In begrenzten Mengen erfüllen sie wichtige Aufgaben zum Wohle unseres Körpers und für unsere Gesundheit.[66]

Nehmen jedoch Situationen, die dauerhaft oxidativen Stress entfesseln, im Leben überhand (übermäßiger Alkoholkonsum, schlechte Ernährungsgewohnheiten, Schlafmangel und Schichtdienst, chronische Belastung mit Umweltgiften, Dauerstress ohne Entspannung, diverse andere chronische Überlastungen, auch „gesunde" Aktivitäten wie Sport usw.), dann entwickelt sich leicht ein leiser, aber dennoch spürbarer entzündlicher Flächenbrand im Körper, der sich heutzutage zu *der* Ge-

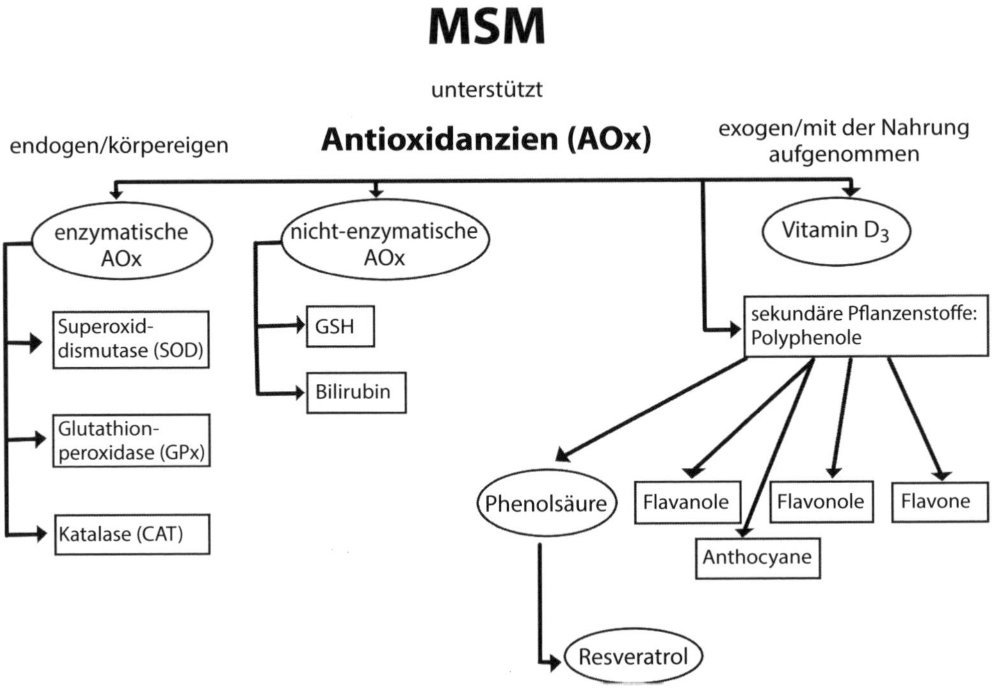

sundheitshauptgefahr schlechthin entwickelt hat. Meine Erfahrung zeigt, dass diese Gefahr nicht nur Menschen im fortgeschrittenen Alter betrifft, sondern zunehmend auch Jüngere. Die antioxidative Neutralisierung von oxidativem Stress stellt für uns alle eine der größten gesundheitlichen Herausforderungen des modernen Lebens dar.[67]

Wahrscheinlich tritt MSM gar nicht direkt als Elektronenspender antioxidativ in Aktion.[68] Dennoch kann man festhalten, dass MSM starke antioxidative Kräfte besitzt. MSM ist zwar kein Antioxidans, wirkt aber wie eines. Und was für eins! Tatsächlich ist es in der Lage, unserem Körper beim „Feintuning“ eines ausgeklügelten Gleichgewichts aus gefährlichen freien Radikalen (ROS, RNS, RONS) und körpereigenen antioxidativen Enzymen extrem hilfreich unter die Arme zu greifen. Dabei verfügt MSM über ein großes Spektrum hilfreicher Strategien.

Um die antioxidativen Kräfte des Körpers zu unterstützen, ist es zunächst absolut sinnvoll, auch auf Hilfe von außen zu vertrauen. Wir haben gelernt, dass pflanzliche Lebensmittel gesund sind und nehmen deshalb gewohnheitsmäßig

Antioxidanzien in Form von sekundären Pflanzenstoffen aus Obst und Gemüse auf. MSM schaltet diese pflanzlichen Antioxidanzien aber erst richtig frei, indem es ihre Transportfähigkeit im Körper sicherstellt. MSM unterstützt die für den Eintritt und die Verteilung über die Blutbahn notwendige Wasserlöslichkeit durch Sulfatierung der sekundären Pflanzenstoffe (pflanzliche Vitalstoffe wie Resveratrol, Anthocyane und andere Flavonoide aus der Gruppe der Polyphenole).[69][70]

Viele Menschen folgen der allgemeinen Gesundheitsempfehlung, mehr Gemüse und Obst zu essen. Abgesehen von oft zu hohen Schadstoffkonzentrationen (z. B. werden Äpfel pro Saison durchschnittlich 31-mal mit Pestiziden gespritzt, Wein 18-mal und Kartoffeln 12-mal[71]) können pflanzliche Lebensmittel durch ihren Gehalt an Vitalstoffen viele Vorteile für die Gesundheit bewirken. Vorausgesetzt, ihre optimale Verteilung im Körper ist gewährleistet. Hier leistet MSM einen enormen zusätzlichen Gesundheitsbeitrag: Mithilfe von pflanzlichen Vitalstoffen fördert es die Durchblutung und bringt auf diese Weise deren antioxidatives Potenzial im Körper erst so richtig zur Entfaltung. Und MSM hat – bildhaft gesprochen – noch viele weitere antioxidative Pfeile im Köcher. Diese feuert es im Ernstfall auf Zell- *und* Gen-Ebene ab. Beispielhaft dazu stelle ich Ihnen drei verschiedene antioxidative Bollwerke vor, die unser Körper zur maximalen Selbstverteidigung entwickelt hat und die gleichzeitig von einer ausreichenden MSM-Versorgung sehr profitieren:

1. Nrf2 ist die spröde klingende, biochemische Kurzform für *das* antioxidative, gesundheitsfördernde Mastermolekül, das der Körper auf *Gen-Ebene* überhaupt zu bieten hat. Wie ein begnadeter Ausnahme-Dirigent leitet es viele hundert antioxidative Ensemble-Gene. Zusammen bilden sie das mit Abstand stärkste Orchesteraufgebot zur Abwehr freier Radikale. Sobald dieses Orchester von beispielsweise Umweltschadstoffen, chronischem Stress, Alkohol, Schlafmangel oder Fehlernährung dauerhaft überfordert wird, beginnt es, krankheitsfördernde Misstöne zu produzieren. Dieser Verlust an gesunden Harmonien ist vom Körper auf Dauer nicht zu verkraften. Nahezu jede chronische Erkrankung, die die Medizin kennt, hat ihre zentrale Ursache im anhaltenden Verlust an Nrf2-Power. Das wiegt doppelt schwer, weil Nrf2 dringend als der ausgleichende Gegenspieler zum größten direkten Verursacher von chronischer (Entzündung) Erkrankung benötigt wird: NF-kappaB.[72] MSM benötigt zur wirksamen Nrf2-Unterstützung eine mehrwöchige Anlaufphase. Sobald ein individuell sehr unterschiedliches Speicherniveau mit MSM erreicht worden ist, beginnt unser Körper, den Nrf2-Hahn immer weiter aufzudrehen, sodass sein riesiges Ensemble aus antioxidativen Genen mehr und

mehr Enzyme zum Abfangen freier Radikaler bildet. MSM verwandelt mithilfe von Nrf2 ein krank machendes Ungleichgewicht aus zu viel schädlicher Radikalenbildung in ein harmonisches Gleichgewicht aus (ein wenig mehr) Oxidation und Antioxidation.[73]

2. Auf Zellebene verhilft MSM dem Körper zur Herstellung eigener Antioxidanzien.[74] Stärkstes Antioxidans des Körpers und zugleich sein größter Schwefelspeicher ist das Tripeptid Glutathion. Zwar stehen dem Körper 20 verschiedene Aminosäuren zum Aufbau von komplexen Eiweißstoffen zur Verfügung, für Glutathion genügen ihm ganze drei: die schwefelhaltige Aminosäure Cystein, Glutaminsäure und Glycin. Glycin ist – ähnlich wie Schwefel – im Körper überwiegend im Mangelzustand vorhanden und eine unterschätzte, winzige Aminosäure mit riesigen Fähigkeiten. Glutathion ist ein kleines und recht simpel aufgebautes Peptid. Und klein muss Glutathion auch sein: Zum einen, um bequem in jede Zelle zu passen, und zum anderen, um im Bedarfsfall rasch recycelt bzw. einfach nachgebaut werden zu können. Warum ist das so? Glutathion spielt eine herausragende Rolle für die Zellfunktion[75] und bekleidet im antioxidativen System des Körpers eine ähnliche Ausnahmeposition wie ATP bei der Energieerzeugung. Es ist gleichzeitig für die Zellentgiftung von freien Radikalen, Umweltschadstoffen und Medikamenten zuständig *und* reguliert Gene. Indem es diese schützt, bewahrt es auch die Erbinformation (DNA) im Zellkern vor Schäden jeglicher Art. Glutathion steuert Gene, die für die natürliche Zellteilung und -regeneration zuständig sind, und es ist dafür zuständig, den in jeder Sekunde millionenfach ablaufenden programmierten Zelltod (Apoptose) zu veranlassen. Dieser ist lebensnotwendig, um neuen gesunden Zellen Platz zu verschaffen. Frei nach dem Motto: Um zu leben, müssen Zellen (den natürlichen Zelltod der Apoptose) sterben. Wird dieser Selbstreinigungszyklus unterbrochen, kann Krebs entstehen. Krebs ist die „Verweigerung" von Zellen, an dem ständigen Prozess von „Werden und Vergehen" teilzunehmen. Krebszellen wollen unbedingt leben und weigern sich, dem Apoptose-Signal zu folgen. Ausreichend hohe Glutathion-Spiegel können diesen Hang zur Zellanarchie jedoch verhindern. Ähnlich wie für Nrf2 finden sich für fast alle chronischen Krankheiten klare wissenschaftliche Belege eines geschwächten Glutathion-Systems. Exemplarisch möchte ich an dieser Stelle vorzeitiges Altern, Krebs, Diabetes, Alzheimer-Krankheit, Morbus Parkinson, ALS, Epilepsie, Asthma, Lungenemphysem, zystische Fibrose, Katarakt, Glaukom, Makuladegeneration, Schwerhörigkeit sowie diverse Erkrankungen des Immunsystems, der Leber und Nieren, aber auch Arteriosklerose, Herzinfarkt und

Schlaganfall, Osteoporose, Arthritis und Rheuma erwähnen.[76,77,78] Während seiner vielfältigen antioxidativen Schutz-, genetischen Steuer- und Entgiftungsarbeit nutzt sich aktives Glutathion zu oxidiertem Glutathion ab. In einem ausgetüftelten Recyclingprozess versucht unser Körper, seinen Spiegel an aktivem, nicht oxidiertem Glutathion nicht nur beständig aufrecht zu erhalten, sondern auch in einem gesunden Gleichgewicht von etwa 50:1 im Vergleich zu abgenutztem, oxidiertem Glutathion.[79] Das ist die biochemische Basis für optimale Zellfitness und ein langes, gesundes Leben. Ohne organischen Schwefel kann das gesamte Glutathion-System nicht arbeiten. Auch deshalb ist MSM für unsere Gesundheit heutzutage von solch einzigartigem Wert.

3. MSM gehört – im Gegensatz zu den *enzymatischen* Antioxidanzien wie Vitamin E oder Vitamin C – zu den *nicht-enzymatischen* Antioxidanzien. Die vorderste Frontlinie gegen oxidativen Stress befindet sich in direkter Nähe zu den Zellkraftwerken, den Mitochondrien. Dort werden als unvermeidliches Nebenprodukt der Energiebildung regelmäßig freie Radikale gebildet. Es handelt sich um eine Art Sollbruchstelle für den Einfall aggressiver Oxidanzien, die jederzeit Mitochondrien (und damit direkt ihre „Geburtsstätte“ selbst) lahmlegen oder gar zerstören und massiven oxidativen Stress auslösen können. Ein lohnenswerter therapeutischer Ansatz bei chronischen Krankheiten, wenn nicht gar der einzig zielführende, ist, die Mitochondrien zu schützen bzw. jedwede Hilfe für ihre Regeneration aufzubieten. Daraus entwickelt sich seit einigen Jahren in der ganzheitlichen Medizin der Behandlungsansatz einer gezielten Mitochondrientherapie (ein eindrucksvolles Ergebnis lieferte eine 10-Jahres-Follow-up-Studie, denn sie belegte signifikant, dass eine 50-prozentige Senkung der Herz-Sterblichkeitsrate durch antioxidativen Schutz der Mitochondrien bei Patienten mit Herz-Gefäß-Erkrankungen möglich ist).[81] Unser Körper versucht ständig, seine Kraftwerke zu schützen. Aus diesem Grund hat er verschiedene wehrhafte antioxidative Gruppen von Schutzenzymen versammelt. Diese agieren äußerst flink, flexibel und effektiv in

---

MSM hilft dabei, den Glutathionspiegel auf hohem Niveau zu erhalten und immer wieder eine gesunde Glutathionbilanz herzustellen.[80]

Steht der Zelle genügend Energie zur Verfügung, besitzt sie durchaus die Fähigkeit zur gesunderhaltenden Selbststeuerung bzw. Selbstregulation.

---

der Neutralisierung überschießend produzierter freier Radikale. Der Komplex aus Schutzenzymen wird angeführt von drei bedeutenden antioxidativen Master-Enzymen: Superoxiddismutase (SOD), Glutathionperoxidase (GPx) und Katalase (CAT). Sie befinden sich in großen Mengen in jeder Körperzelle, jedoch in höherer Konzentration u. a. in roten Blutkörperchen, Blutplättchen, Immunzellen, Leber, Nieren, Lunge und Augen.[82,83] MSM kurbelt signifikant die Bildung aller drei Enzymsysteme an und wirkt somit in der Zelle an vorderster Front (engl. *first line of defense*) aktiv mit gegen oxidativen Stress und möglicher krank machender Zellzerstörung.[84,85]

Darum MSM:

- MSM ist kein Antioxidans und stört das sensible Gleichgewicht aus Oxidation und Antioxidation nicht.
- MSM kurbelt die körpereigene antioxidative Abwehr an und verbessert die Wirkung von Antioxidanzien, die mit der Nahrung aufgenommen werden.
- MSM aktiviert antioxidative Mastermoleküle, die das Risiko für chronische Krankheiten senken.
- MSM ist der Förderer von Glutathion, dem *wichtigsten* Entgiftungssystem in den Zellen.
- MSM schützt die Mitochondrien, *die* Energiekraftwerke der Zelle.

KAPITEL 9

Stille Entzündung! Wenn der Körper laut wird – mit MSM gegen chronische Entzündung und Schmerzen

Was haben Halsschmerzen und die Alzheimer-Krankheit gemeinsam? Nichts – das ist sicherlich der erste Gedanke vieler Menschen, und es ist ein sehr verständlicher Reflex. Dennoch verbindet beide Erkrankungen eine Körperreaktion, mit der wir alle gut vertraut sind: In beiden Fällen handelt es sich um eine Entzündung! Bei Halsschmerzen ruft sie das typisch schmerzhafte, trockene Kratzgefühl hervor. Bei der Alzheimer-Demenz treibt Entzündung den Verlust von Gedächtnis, Aufmerksamkeit, Sprache und Urteilsfähigkeit voran. Durch diese entzündlichen Vorgänge im Gehirn verlieren Betroffene ihre soziale Kompetenz und die Orientierung in Zeit und Raum. Die beiden Erkrankungen gemeinsame Entzündung ist jedoch ihrem biochemischen Verhalten nach grundsätzlich unterschiedlich. Bei Halsschmerzen tritt die Entzündung als Folge einer gesunden Abwehrreaktion auf. Rötung, Wärme, Schmerz, Schwellung und meist kurzzeitige Einschränkung der Funktion sind klassische Leitsymptome einer akuten entzündlichen Reaktion. Diese Symptomeinheit lernten Generationen von Medizinstudenten weltweit auswendig. Und sie konnten sich vor allem darauf verlassen, dass diese Symptome nach einem überschaubaren Zeitraum wieder verschwanden. Akute Entzündungen beruhigen sich häufig von alleine und heilen meist folgenlos ab. Eine gewisse

Schonung, vielleicht in Kombination mit abschwellenden Umschlägen, ist oft schon eine ausreichende äußerliche Therapiemaßnahme. Medizinische Hilfe ist zur Abklärung seltener Komplikationen natürlich sinnvoll und kann den Krankheitsverlauf weiter abkürzen. Akute Entzündungen sind also im Prinzip selbstlimitierend und produzieren selbst genügend Botenstoffe, die Stopp-Signale zu ihrer eigenen Beendigung aussenden, weshalb ich sie auch als gutartige Entzündungsform bezeichne – ganz im Gegensatz zur Alzheimer-Krankheit und nahezu allen chronischen Erkrankungen. Hier setzt der Entzündungsprozess schleichend ein, nicht so vehement wie bei der akuten Entzündung. Deren typische Zeichen (Rötung, Wärme, Schmerz usw.) fehlen der chronischen Entzündung zumindest zu Beginn gänzlich. Sie entwickelt sich eben schleichend und still, was ihr auch den Namen gab: schleichende, stille Entzündung (engl. *silent inflammation* oder *low-grade inflammation*). Fühlbare Anzeichen sind die heutzutage immer früher einsetzenden Zipperlein und Wehwehchen im Alltag, an die man sich leider allzu schnell gewöhnt („Na ja, ich gehe jetzt ja auch auf die 30/40 usw. zu").

Früher wurde jede chronische Erkrankung von der Medizin mehr oder weniger als eigene Einheit betrachtet. Heute wissen wir, dass nahezu alle chronischen Krankheiten mit einer stillen Entzündung einhergehen. Zu den Auslösern zählen u. a. allgemeine Infektionen, chronische Belastungen mit Umweltschadstoffen, Alkohol und Rauchen, entgleister Blutzuckerstoffwechsel, Bewegungsmangel, Übergewicht mit zu hohem Anteil an innerem Bauchfett (um die Organe), Fettleber, hoher Anteil an industriell verarbeiteten Nahrungsmitteln, anhaltende mangelnde Stressbewältigung, dauerhafter oxidativer Stress u.v. a.m. All diese Szenarien führen oft über eine Stimulierung bestimmter Abwehrzellen zur Freisetzung entzündungsfördernder Botenstoffe. Diese aktivieren proentzündliche genetische Hauptschalter (z. B. NF-kappaB), die letztlich einen immer breiter um sich greifenden entzündlichen Flächenbrand im Gewebe auslösen, der sich selbst nicht mehr stoppt. Im Gegenteil, spätestens der im Verlauf zusätzlich initiierte oxidative Stress befeuert das entzündliche Geschehen zum Vollbild einer chronischen Erkrankung, falls er die Entzündung nicht bereits am Anfang selbst in Gang gesetzt hat.[86]

Die genauen Zusammenhänge zwischen chronischer Entzündung und oxidativem Stress werden derzeit mit großem Interesse weltweit erforscht. Es ist zu erwarten, dass wir dadurch in absehbarer Zukunft weitere Fortschritte in der antioxidativen (Begleit-)Therapie chronischer Erkrankungen erzielen können. Momentan gilt es, trotz gewisser Erfolge, auch eine Reihe von frustrierenden Ergebnissen zu akzeptieren. Allem Anschein nach muss eine ideale antioxidative Substanz, die mit positiven Ergebnissen bei chronischen Erkrankungen aufwarten könnte, auch zusätzlich direkt antientzündlich wirken. Dabei sollte sichergestellt sein, dass diese eigentlich antioxidative Substanz keinesfalls selbst zu einem schädlichen Oxidans werden kann. Beide Forderungen für diese wichtige Tandem-Funktion sinnvoll wirksamer Nahrungsergänzungsmittel werden von MSM erfüllt.[87,88,89,90] MSM hat antioxidative und antientzündliche Wirkungen, ohne selbst zum Oxidans werden zu können.[91] MSM bremst eine überschießende Aktivität von NF-kappaB (der bekannte Nrf2-Gegenspieler) und die Freisetzung proentzündlicher Botenstoffe.[92,93,94]

> Mögen die gesundheitsstörenden Anlässe auch ganz unterschiedlich sein, so gilt folgende Regel: Primärer oxidativer Stress führt sekundär immer zu einer Entzündung. Primäre Entzündungen führen immer zu oxidativem Stress. Unabhängig vom Anlass bremst MSM beide Prozesse.

Schleichende Entzündungen sind langfristig nicht nur lebensgefährlich, sondern können durch das Leiden die Lebensqualität beeinträchtigen und die Betroffenen mit chronischen Schmerzen quälen. Stille Entzündungen sind nur am Anfang „still" – ohne auffällige Laborbefunde oder eindeutige körperliche Hinweise. Im weiteren Verlauf zeigt sich die stille Entzündung aber immer deutlicher und wird „laut", oft über den Schmerz. Praktisch jeder chronische Schmerz hat seine Ursache in einer anfänglich schleichenden Entzündung, die Fahrt aufgenommen hat und im Körper Schmerzen provoziert. Oxidativen Stress in gewisser Weise zu neutralisieren und eine stille Entzündung zurückzudrängen, bildeten für mich bislang die Hauptgründe, weshalb MSM schmerzlindernd wirkt. Neben seiner wichtigen Tandem-Funktion aus antioxidativer und antientzündlicher Wirkung gibt es jetzt deutliche Hinweise darauf, dass MSM auch einen sanften direkten Einfluss auf die Schmerzleitung hat. Diese verfügt über verschiedene Bahnen, um den Schmerz ans Gehirn zu senden: Die schnellen A-Delta-Fasern, die sich durch eine Isolierung (Hülle aus Myelin) vor der Verlangsamung oder Unterbrechung ihres wichtigen Schmerzsignals schützen, und die langsameren C-Fasern. Treffen wir z. B. nicht den Nagel auf den Kopf, sondern zielsicher unseren Daumen, so lässt uns die schnelle A-Delta-Faser mit lautem „Autsch" zurückzucken oder den Hammer fallen lassen. Die C-Faser hält uns anschließend mit dem dumpfen, eher pochenden Schmerz über den Heilungsprozess auf dem Laufenden. Klingt dieser Schmerz dann ab, geht es uns bald besser und die Wunde ist verheilt.

Nimmt der C-Faserschmerz jedoch nicht ab oder womöglich sogar noch zu, so müssen wir wohl mit dem Gegenteil rechnen. Ähnlich wie beim Dimethylsulfoxid (DMSO) reduziert wahrscheinlich auch MSM direkt die Schmerzleitung der C-Fasern und kann wie ein sanftes, natürliches Schmerzmittel wirken. Selbstverständlich sollten Schmerzmittel auch keine (Dauer-)Lösung sein.* Die Suchtgefahr bei einseitiger pharmakologischer Therapie ist hoch und eine moderne Schmerztherapie verfolgt bei der Behandlung idealerweise einen ganzheitlichen Ansatz. Denn Schmerzmittel bekämpfen zwar kurzfristig das Symptom Schmerz und dämpfen bzw. blockieren teilweise den chronischen Entzündungsprozess, aber zu welchem Preis? Nahezu alle synthetischen Schmerzmittel lösen selbst oxidativen Stress aus und verhalten sich bildhaft gesprochen so, als gössen sie zusätzlich noch Benzin ins schwelende Feuer der chronischen Entzündung – was für ein Paradox.[95] Antientzündliche Medikamente erzeugen also selbst Entzündungen! Ein typischer Beipackzettel liest sich wie die „Bucket List" – also eine Liste der Dinge, die man im Leben noch gerne tun oder erleben möchte – eines (ent-)zündungsbegeisterten Brandstifters. Schmerzmittel setzen bei ihrer Einnahme z. B. Herz und Gefäße, Leber, Lungen, Nieren, Magen und Darm einem erheblichen Risiko für oxidativen Stress und zusätzlichen Schmerz und Entzündung aus.[96] Eigentlich aber sollten sie genau das bekämpfen.

Besonders fatal ist darüber hinaus die Dezimierung der Schwefelspeicher des Körpers. Um Schmerzmittel optimal aus dem Körper zu entgiften, müssen die meisten Substanzen zumindest teilweise sulfatiert, also an Schwefel gekoppelt werden. Das hat zur Folge, dass sie die oftmals ohnehin zu geringen Schwefelvorräte weiter leeren und das gesamte enzymregulierte Sulfatierungssystem, vor allem in der Leber, nachhaltig in Mitleidenschaft gezogen wird.[97,98,99] (Um Paracetamol wieder auszuscheiden, blockiert es schätzungsweise 30 Prozent der Sulfatierungsleistung in der Leber; Sulfate dienen daneben essenziell der Ausscheidung von Aluminium und Quecksilber.) Dadurch verliert die natürliche antioxidative und antientzündliche Abwehr des Körpers auf Dauer an Durchschlagkraft und wichtige Sulfatierungsaufgaben können erheblich gestört werden, z. B. zur Regulierung

* Ich benutze den allgemeinen Oberbegriff „Schmerzmittel" in erster Linie für sogenannte nichtsteroidale Antirheumatika (NSAR) und Antiphlogistika (NSAP), die international auch als NSAID (engl. *non-steroidal anti-inflammatory drug*) bezeichnet werden. Sie bekämpfen Schmerzen und Entzündungen und enthalten kein Kortison; meine Aussagen treffen jedoch zumindest in Teilen auch auf reine nicht-opioide Schmerzmittel und kortisonhaltige Präparate zu.

unseres dynamischen Hormonhaushalts.[100] Insbesondere bei einem Dauereinsatz von Schmerzmitteln besteht die Gefahr, dass die eigentlichen biochemischen Ursachen für chronischen Schmerz und chronische Entzündung nicht nur unberücksichtigt bleiben, sondern ihrer Zunahme mit einer Chronifizierung auch noch Vorschub geleistet wird. Im Grundsatz gilt: MSM kann Ihnen nicht nur dabei helfen Schmerzen und Entzündung ohne Medikamente an der Wurzel zu bekämpfen, sondern ist für viele Schmerzpatienten auch beim Versuch, Schmerzmittel auszuschleichen oder zumindest deren Dosis zu reduzieren, eine ebenso wirksame wie sanfte Unterstützung. Oft ist es nur eine Frage der Zeit bis zum Wirkungseintritt und der individuellen Dosierung.

Darum MSM:

- MSM bekämpft stille Entzündungen, die gemeinsame Ursache aller chronischen Erkrankungen, an ihrer Wurzel.
- MSM senkt verlässlich Schmerz und Entzündung.
- MSM hilft dabei, Schmerzmittel im Körper abzubauen.

KAPITEL 10

Immer schön sauber bleiben! Detox mit MSM

Um es gleich vorwegzunehmen, MSM entgiftet *selbst* nicht. Zumindest ist mir nichts darüber bekannt, dass sich MSM *direkt* im Körper mit Giftstoffen verbindet und diese ausleitet. Dennoch dürfen Sie getrost davon ausgehen, dass MSM Ihrem Körper bei seiner ununterbrochenen Entgiftungsarbeit kraftvoll unter die Arme greift. Auch wenn Schwefel bislang noch zu den vergessenen Nährstoffen gezählt werden muss, ist seine Verbindung mit dem Thema der körperlichen Schadstoffreinigung in der traditionellen volkstümlichen Medizin fest etabliert. Und auch die wissenschaftliche Forschung hat viel zur Aufklärung zum Thema „Schwefel und Entgiftung" beigetragen. So liefert MSM organischen Schwefel, der in allen Phasen der körperlichen Entgiftung eine essenzielle Rolle spielt.

Entgiftung im eigentlichen Sinne bedeutet sowohl den sich entwickelnden jungen Organismus als auch den erwachsenen Körper vor der täglichen Bedrohung durch Giftstoffe zu schützen. Selbstverständlich schließt Entgiftung unbedingt die Vermeidung der Aufnahme von Giftstoffen mit ein. Und das ist ein in unserer Zeit äußerst ehrgeiziges und fast unmögliches Unterfangen, wenn man die weltweite landwirtschaftliche Verbreitung und Durchdringung unserer Nahrungsquellen mit dem seit Mitte der 1970er-Jahre zugelassenen Herbizid Glyphosat bedenkt, das sich mittlerweile im Regenwasser und auch an Stellen nachweisen lässt, wo es nie ausgebracht wurde.[101] Glyphosat sabotiert auch die Bemühungen des Körpers, den Stoffwechsel mithilfe von Sulfatierungen optimal und gesund zu steuern (d. h. Moleküle mit Schwefel zu verbinden, um u. a. ihre Funktion und ihren Transport zu verbessern).[102,103,104] Die Folge sind erhebliche Gesundheitsstörungen und erhöhter

Schwefelverbrauch. Das besonders Gefährliche an Glyphosat ist, dass es sich im Körper überall anstelle von Glycin einbaut.[105] Und es kommt noch schlimmer, denn entgegen bisheriger etablierter Meinung ist die eigentlich nicht-essenzielle Aminosäure Glycin im Körper keinesfalls ausreichend vorhanden. Neueste Untersuchungen ergaben, dass die Glycin-Konzentrationen allenfalls ein Drittel des neu errechneten Bedarfswertes erreichen.[106] Dieser Mangel macht es dem schädlichen Vormarsch von Glyphosat in unseren Körper besonders leicht. Glyphosat mutiert auf Basis dieses Mangels zum teuflischen Vertreter für Glycin. Zum Glück können wir mit dem Ausgleich des Glycinmangels auch Glyphosat direkt durch Glycin entgiften und zumindest teilweise wieder aus seiner Bindung verdrängen.

Ganz offensichtlich ist das Meiden von Giftstoffen logisch und unbedingt geboten, es lässt sich in unserer Welt aber nur sehr eingeschränkt erfolgreich praktizieren. Außerdem produziert der Körper selbst, zusätzlich zur Last von außen eindringender Giftstoffe, nicht unwesentliche Mengen von Toxinen aus seinem natürlichen Stoffwechsel. Dazu zählen z. B. diverse freie Radikale, auch Formaldehyde als Abbauprodukt des Vitamin-B-Stoffwechsels im Gehirn, Bestandteile des Gallensaftes, Homocystein, Abbauprodukte von Stresshormonen und weitere Hunderte von Stoffen mit unaussprechlichen biochemischen Namen.[107] Diese potenziell giftigen Abfallstoffe aus dem eigenen Abbaukreislauf bilden zusammen mit dem ebenfalls extrem breiten Spektrum an toxischen Fremdstoffen aus der Umwelt die Gesamtbelastung, der wir Tag für Tag ausgesetzt sind. Zu diesen Fremdstoffen zählen u. a. Dioxine, Arzneimittel, Alkohol, pflanzliche Giftstoffe, Pestizide, Herbizide zusammen mit unzähligen weiteren giftigen Schadstoffen aus der Umwelt. Sie alle werden im Körper, zum Teil in einem sehr aufwendigen mehrschrittigen Umwandlungsprozess (sogenannte Biotransformation), zu löslicher Ausscheidung vorzugsweise über Nieren und Leber (Darm) gebracht – in geringem Umfang auch über die Haut und die Lungen. Dies geschieht mit einer Reihe von spezialisierten Entgiftungsenzymen, die in vielen Organen bereitstehen, sich allerdings in der Leber mit Abstand am stärksten konzentrieren.

Der Prozess zur Entgiftung von Schadstoffen wird grob in zwei Schritten vollzogen und teilt sich in Phase I und Phase II auf. In Phase I wird der Schadstoff überwiegend mit Wasser und Übertragung von Elektronen für die eigentliche Entgiftung vorbereitet, d. h. er wird *aktivierend verändert* (u. a. Hydrolyse, Oxidation, Reduktion). In Phase II wird das zu entgiftende Zwischenprodukt anschließend an bestimmte Stoffe gekoppelt bzw. *konjugiert*. Aktivierung und Konjugation von Toxinen muss unbedingt zeitlich und quantitativ Hand in Hand gehen, weil *aktivierte*

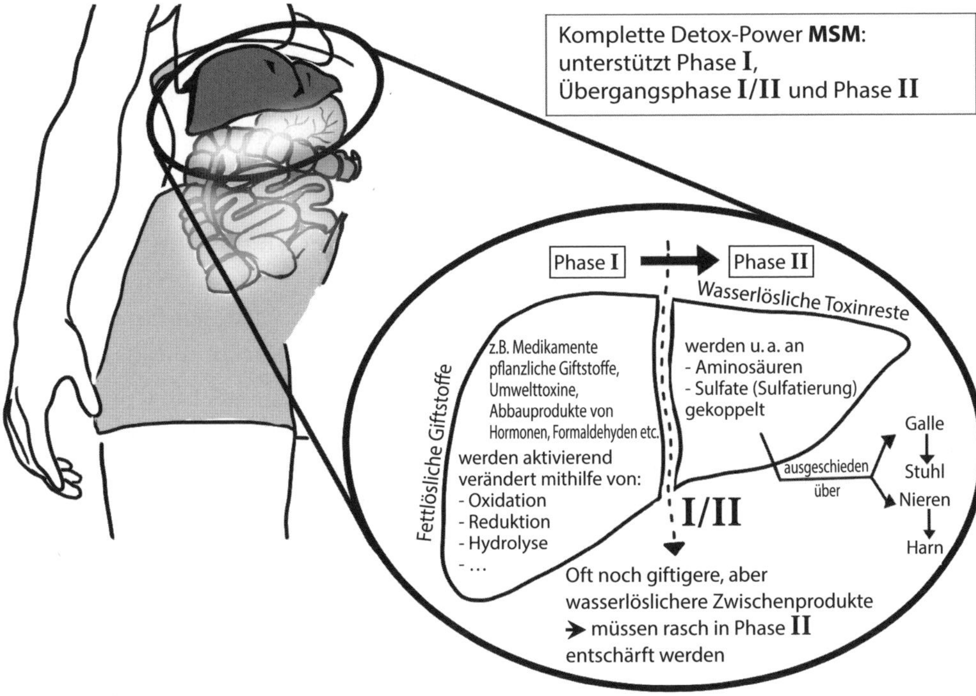

Fremdstoffe der Phase I teilweise noch giftiger sind als ihre ursprüngliche Form zu Beginn der Biotransformation. Die reibungslose Teamarbeit der Phasen I und II ist u. a. von der individuellen Aktivität der Entgiftungsenzyme abhängig. Falls die Enzyme der Phase I eine stärkere Aktivität aufweisen, kann es zu einem schädlichen Anfluten aktivierter, meist oxidierter Toxine kommen, mit Gefahr der (schleichenden) oxidativen Selbstvergiftung. Hier ist eine antioxidative Unterstützung ganz besonders wichtig. Neben antioxidativen und antientzündlichen Nährstoffen und NEM ist in dieser Konstellation auch ganz besonders das körpereigene antioxidative Enzymsystem (angeführt von SOD, GPx und CAT) gefordert. Am Ende einer erfolgreichen 2-Phasen-Behandlung werden die Abbaureste der Toxine – oft an Schwefel gebunden – vom Körper schließlich über Urin, Galle und Stuhl oder Schweiß ausgeschieden.

MSM entfaltet in *allen* Phasen auf ganz unterschiedliche Weise seine enorm entgiftende Schubkraft. MSM „weckt" das körpereigene antioxidative Enzymsystem (SOD, GPx und CAT) und sorgt für genügend neugebildetes und regeneriertes

Glutathion. Ohne ausreichende Schwefelunterstützung durch MSM kann Glutathion nicht arbeiten. Glutathion ist Co-Faktor der Phase I, springt bei Phase-II-Schwächen mit ein und verbindet sich (konjugiert) direkt mit einigen aktivierten Giftstoffen aus der Phase I, zum Beispiel dem Schmerzmittel Paracetamol. Zusätzlich hilft der Schwefel aus MSM über die Sulfatierung mit zahlreichen unterschiedlichen Giftstoffen direkt bei ihrer Ausschleusung, dazu gehören beispielsweise auch sehr giftige polyzyklische Kohlenwasserstoffe (PAK/PAH) und Aluminium. Die natürliche Bereitstellung von Schwefel aus den schwefelhaltigen Aminosäuren Methionin und Cystein ist ja – wie zuvor beschrieben – limitiert und wird den hohen Entgiftungsanforderungen unserer Zeit quantitativ einfach nicht gerecht. Bildhaft gesprochen bedient sich der Körper hier viel lieber beim zuverlässigen Schwefelhauptlieferanten MSM, der leidenschaftlich für die „Schwefelspende" lebt, als bei den Aminosäuren, die sich bei ihrer anspruchsvollen Hauptaufgabe, nämlich Polypeptide und Proteine zu bauen, nur ungern stören lassen.[108] Allerdings unterstützen auch nicht-schwefelhaltige Aminosäuren die Entgiftung des Körpers wirkungsvoll, allen voran Glycin, das neben der direkt entgiftenden Wirkung von Glyphosat unter anderem Konjugate mit Lösungsmitteln aus Benzin/Kerosin, Schmerzmitteln, Antihistaminika und Insektiziden bildet.[109]

Darum MSM:

- MSM bindet selbst nicht direkt Schadstoffe, aber es unterstützt den Körper bei all seinen eigenen Entgiftungsphasen wirkungsvoll.
- MSM fördert in Phase I der Leberentgiftung z. B. Glutathion, das körpereigene Enzymsystem zur Entgiftung.
- MSM stellt für die Phase II Sulfate zur Verfügung, die direkt Schadstoffe über Stuhl bzw. Urin aus dem Körper ausleiten.
- MSM fördert die reibungslose Zusammenarbeit zwischen Phase I und Phase II.

KAPITEL 11

Stress – erfolgreicher entspannen mit MSM

Jeder Mensch kennt das Phänomen, alle haben ein sehr unterschiedliches Verständnis davon und alle reden darüber, keiner wünscht es sich und doch ist der eine oder andere „stolz" darauf, es zu haben: Die Rede ist vom STRESS. Jeder Mensch – mit seinen individuellen biologischen und psychosozialen Verwundbarkeiten – bewältigt durch genetische Prägung, frühkindliche Belastungen, Biographie oder Lebensziele, Krisenzeiten und Stressphasen sehr unterschiedlich. Unsere psychophysische Widerstandsfähigkeit (Resilienz) trägt in hohem Maße dazu bei, in welchem Umfang chronischer Stress unsere Gesundheit schädigt. Sie kann übrigens trainiert werden. Als wissenschaftlich gesichert gilt, dass chronischer Stress für die meisten körperlichen und psychischen Erkrankungen eine wesentliche Ursache darstellt.[110,111] Aus ärztlicher Sicht halte ich diese Bewertung noch für deutlich untertrieben. Ob auf mentaler, organischer oder zellulärer Ebene, die Folgen von chronischem Stress sind auf allen körperlichen Ebenen bereits nachgewiesen, bis hin zur beschleunigten Verkürzung der Telomere, der schützenden Endkappen unserer zellulären Bauplanträger (Chromosomen). Eine krankhafte Telomerverkürzung ist ein deutliches Zeichen für vorzeitiges Altern und steht in Zusammenhang mit zahlreichen Erkrankungen wie Herzinfarkt, Diabetes, Alzheimer und Schlaganfall.[112]

Die Psychoneuroimmunologie entwickelte viele neue interessante Sichtweisen, die mit ihren Antworten auf die Frage, wie das menschliche Sein als Ganzes funktioniert, fantastische Erkenntnishorizonte eröffnete. So agiert das Immunsystem als Teil eines riesigen Netzwerks mit intensivem Informationsaustausch in alle Richtungen und keinesfalls nur als autonomer Abwehr-„Nerd". Speziell zu Psyche und Gehirn pflegt es innigen Kontakt und bedient sich einer gemeinsamen Sprache aus biochemischen Botenstoffen. Dabei verfolgen Immunsystem, Psyche und Gehirn rund um die Uhr nur ein Ziel: uns beschützend durch unseren Alltag zu begleiten.[113] Stressreize prasseln unablässig auf uns nieder oder werden durch (überwiegend negative) Gedanken von uns selbst erzeugt. Das Bedrohungsausmaß will abgeschätzt werden, um die notwendigen Kräfte zur Überwindung der Herausforderung zu mobilisieren – oder um gelassen zu bleiben. „Fliehen oder kämpfen?", diese Entscheidung ist überlebenswichtig und begleitet die Menschheit seit Anbeginn ihrer Existenz.

Je nach Situation wird ein kognitiver Prozess im Gehirn in Gang gesetzt, wodurch wir Stressempfindungen in Handlungsstrategien umsetzen können. Oft leiden die Ergebnisse dieser kognitiven Auseinandersetzung jedoch selbst unter zu starkem Dauerstress. Wenn sich das Gleichgewicht zwischen Bedrohungsszenario und Bewältigungsmöglichkeiten zugunsten der Bedrohung verschiebt oder die Ressourcen für Bewältigungsmöglichkeiten verbraucht sind oder sich als unzureichend erwiesen haben, beginnt die Kommunikation zwischen Gehirn, Psyche und Immunsystem sich zu verschärfen und wir werden fahrig, leicht reizbar und finden z. B. nicht mehr so leicht in den Schlaf oder der mittlere Blutdruck steigt. Ändert sich nichts, wird der gemeinsame biochemische Tonfall lauter und es können Ohrgeräusche und Hörstörungen auftreten. Im weiteren Verlauf kippt die biochemische Sprache in ein Crescendo und versteht sich fast selbst nicht mehr: Der Körper schreit Alarm!

Der Hypothalamus, das oberste Regulationszentrum mit Sitz im Zwischenhirn, startet eine oft verhängnisvolle Befehlskette. Es schickt den Botenstoff CRH an die Hypophyse mit der Anordnung, die Nebennierenrinde möge sich unmittelbar darauf vorbereiten, das Stresshormon Cortisol (Hydrocortison) in höchste Einsatzbereitschaft zu versetzen. Das wird von der Hypophyse prompt mithilfe ihres Botenstoffes ACTH erfüllt.* Eigentlich soll Cortisol nur kurz- bis mittelfristig mit Schmerzlinderung und beschleunigter Wundheilung auf einen Kampf oder eine Flucht vorbereiten. Im Fall von chronischem Stress kehren sich diese positiven präventiven Stoffwechselvorzeichen jedoch komplett um. (Dauerstress war bei unseren Vorfahren in grauer Vorzeit wohl kein großes Thema.) Dann werden oxidativem Stress, Dauerschmerz, chronischer Entzündung und allen schweren und sogar lebensbedrohlichen Krankheitsszenarien Tür und Tor geöffnet: Diabetes, Herzinfarkt,

* CRH steht für engl. *corticotropin-releasing hormone*, ACTH steht für *Adrenocortikotropes Hormon*.

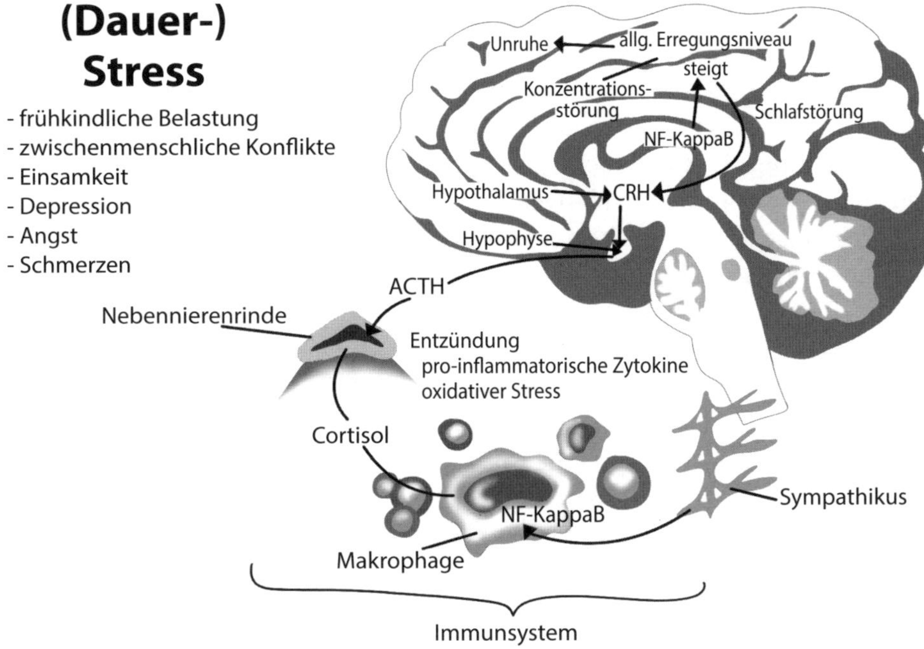

Schlaganfall, Alzheimer, Krebs, Depression und Selbstmord! Makrophagen, NF-kappaB, proentzündliche Zytokine, Adrenalin, Noradrenalin, Cortisol und Insulin sind in dieser hitzigen Stressphase die am häufigsten verwendeten „Kraftausdrücke" einer gemeinsamen biochemischen Sprache aller beteiligten dauergestressten Zellen und Organe.

Über Nervenbahnen weitergeleite Signale führen bei Dauerstress in speziellen Zellen des Immunsystems, den sogenannten Fresszellen oder Makrophagen, zur Aktivierung des wichtigsten Hauptreglers für das Starten von Entzündungen: NF-kappaB (Nrf2-Gegenspieler). Daraufhin kommt es zur vermehrten Bildung und Freisetzung von proentzündlichen Zytokinen, dazu gehören beispielsweise die verschiedenen Interleukine. Die bekannten Stresshormone Adrenalin und Noradrenalin werden unter anderem über Signale aus dem Gehirn aktiviert und aus dem Nebennierenmark ausgeschüttet. Zu ihrer eventuell auch nur vorübergehenden Inaktivierung müssen sie sulfatiert werden, wofür MSM wertvolle Dienste leistet. Das könnte auch zum Teil erklären, warum Menschen sich durch MSM nach einer Aufregung schneller wieder beruhigen.

Cortisol ist ein weiteres Stresshormon, das bei chronisch übermäßiger Ausschüttung viele schwerwiegende Folgen für die Gesundheit hat. So kurbelt es im Rahmen der Energiebereitstellung für Flucht oder Kampf die Zuckerproduktion in der Leber an und sorgt dadurch auch für eine vermehrte Insulinausschüttung zur Aufrechterhaltung eines Blutzuckergleichgewichtes. Dauerhaft erhöhte Insulinwerte ziehen aber bekanntlich oxidativen Stress und chronische Entzündungen nach sich. Durch lange anhaltenden Stress erhöhtes Cortisol und Insulin arbeiten dann schließlich – im negativen Sinne – Hand in Hand. Nicht nur Diabetes, sondern auch andere gravierende Erkrankungen (s. o.) beschreiben die verheerenden Folgen dieser durch Stress erzwungenen Eintracht. Aufgrund seiner ausgeprägten antioxidativen und antientzündlichen Eigenschaften hat MSM auf all diese stressbedingten Entgleisungen des Stoffwechsels bremsende bzw. ausgleichende Wirkungen.[114,115] Zudem fördert es den Abbau und die Ausscheidung von Stresshormonen und reduziert dadurch ihr Schädigungspotenzial.[116] Meine Erfahrung aus der Praxis zeigt, dass Menschen, die bewusst ein hilfreiches Stressmanagement suchen, sich mithilfe von MSM schneller von belastenden Situationen erholen.

Darum MSM:

- MSM hilft – über die Sulfatierung – Stresshormone zu inaktivieren und zu entgiften.
- MSM verhindert und repariert entzündliche Zellschäden durch chronischen Stress.
- MSM hilft dabei, belastbarer zu werden und sich schneller von Stress zu erholen.

KAPITEL 12

MSM – vitales Tuning für Ihre Hormone

Die neuesten Erkenntnisse über Hormone im menschlichen Organismus sind im wahrsten Sinne des Wortes schrecklich spannend und wahnsinnig interessant. „Schrecklich“ und „wahnsinnig“ deshalb, weil es enorm schwer ist, mit dem stetigen Zuwachs an wissenschaftlichen Entdeckungen über neue Wirkweisen von Hormonen Schritt zu halten, ohne dabei den Überblick über das komplexe Netzwerk aller Hormone zu verlieren. (Wie viele gibt es eigentlich? 20? 80? Niemand weiß das so genau.) „Spannend“ und „interessant“ ist es deshalb, weil das tiefere Verständnis von Hormonen aufregend neue Horizonte eröffnet, die den gewohnten Umgang mit ihnen plötzlich im glänzenden Licht neuer Erkenntnisse erstrahlen lässt und uns dabei hilft, Verständnislücken zu schließen.

Hormone sind das molekulare Wurzelwerk für Vitalität und Entspannung. Ein plötzlicher Geistesblitz, eine ruhige Hand, Schmerzen, ein Gefühl von Energie und Kraft (oder das Gegenteil davon), unser Bio- und Schlafrhythmus, unsere stete Verteidigungsbereitschaft oder die Fähigkeit zu fliehen, Melancholie und cholerische Ausbrüche, Haarwachstum und faltenfreie Haut, Herzkraft und Muskelstärke, unser wohliges Gefühl beim Kuscheln, Fortpflanzung und Lust, Hunger und Appetit, Aggression und Freude – immer sind Hormone mit im Spiel. Stürzen wir uns also für einen Augenblick ins Getümmel der flirrenden Stoffwechsel-Metropole unseres Körpers. Hier erfüllen Hormone einen spektakulären 24/7-Bereitschaftsdienst, um als Paketboten ihre kostbare Informationsware jederzeit und in jeden Winkel auszuliefern. Je nach Entfernung der Zustelladresse werden Touren unterschiedlich benannt. „Endokrin“ heißt die längste Tour bis zu den entlegenen Zellen irgendwo in den Tiefen unseres Körpers (z. B. von Hirnanhangs-, Schild- und Bauchspeicheldrüse via Blut zu anderen Organen). Werden Adressen in der Nachbarschaft angefahren und versorgt, so heißt der Abstecher „parakrin" (z. B. Immunzellen oder Hodenzellen ohne den Umweg über das Blut direkt zu den Nachbarzellen). Bei der „autokrinen" Tour lässt der Bote gleich zum Start einen Teil seiner Ware am Produktionsort freiwillig zurück (bei der ultrakurzen Zustellung direkt in die umgebenden Zellen, z. B. bei Wundheilung oder embryonalem Wachstum). Wird die Informationsware direkt auf dem Produktionsgelände erwartet und genutzt, wo sie eben erst entstand, ohne dass der Paketbote das Gelände verlassen muss, dann heißt die Tour „intrakrin" (z. B. für Haarwachstum und Zellstraffung). Oft beauftragt derselbe Absender, zum Beispiel die Bauchspeicheldrüse, Lieferungen für viele unterschiedliche Touren. Natürlich sind exakte Angaben zum Zustellort und -empfänger ein unverzichtbarer Teil erfolgreicher Zustellung – je mehr Details, desto besser. Steht der richtige Name auf dem Klingelschild? Gibt es spezielle Ablageorte? Welche sind sicher, welche unsicher, also störanfälliger? Die für eine sichere Zustellung infrage kommenden Zellen und Organe müssen unbedingt ein großes Spektrum an entsprechenden Sicherheitsinformationen für die passgenaue Hormonzustellung aufweisen. Je mehr Informationen und Hinweise, desto besser.

Viele dieser Molekülsignale sind schwefelabhängig. Bislang fokussierte sich die Rolle des Schwefels in diesem hektischen Zustellwirrwarr zumeist auf ein einzelnes Hormon und galt ansonsten als eher unbedeutend im hormonellen Geschehen. Das kurzzeitig zum „Anti-Aging-Mode-Hormon" hochstilisierte DHEA wurde in seiner sulfatierten Form (DHEA-S) lange Zeit von der etablierten Medizin ausschließlich als inaktives Ausscheidungsprodukt der Nieren fehlgedeutet.[117] Diese Sichtweise beginnt sich gerade zu ändern. Und die neuen wissenschaftlichen Ergebnisse haben es in sich! Sie verleihen den vielfältigen gesundheitlichen Wirkungen von MSM einen zusätzlichen Schub an fundamentalen Erkenntnissen. Für den reibungslosen Ablauf fein regulierter hormoneller Versorgung, Andockung und Wirkung (Hormon-Homöostase) ist ein ausgeklügeltes Sulfatierungsmanagement (MSM als Spender von Sulfaten) von existenzieller Bedeutung. Wird es unterbrochen, steigt z. B. das Risiko für Autismus, Alzheimer und für zahlreiche weitere Krankheiten.[118,119,120,121] Sulfatierte Hormone sind nach Produktion und Beendigung ihrer Dienste durch die Kopplung mit Schwefel nicht nur leicht über Galle und Urin ausscheidbar, sondern ihre Verbindung mit Sulfaten versetzt sie auch in die Lage, über eine Art dynamischen „Bereitschaftsdienst" mit präzise eingestellten Zielkoordinaten jederzeit und unabhängig vom Bildungsort bedarfsgerecht aktiv werden zu können[122,123] Nur sulfatierte Hormone und Andockstellen können gewährleisten, dass bedürftige Zellen und Organe sich jederzeit an einem ständig kursierenden Hormonpuffer bzw. Hormonpool bedienen können.[124] Und nur sulfatierte Hormone sind treffsicher aktivierbar und dadurch in der Lage, ihren sehr anspruchsvollen fein regulierten Auftrag – orientiert an den physiologischen Bedürfnissen des Körpers – durch bedarfsnahe Produktion mit Sofortlieferung bei sich stets ändernden Bedingungen erfolgreich für unsere Gesundheit erfüllen zu können.[125,126] Ohne eine ausreichende Kopplung an (MSM-)Schwefel können beispielsweise weder Schilddrüsen- noch Stress- und Geschlechtshormone reibungs- und geräuschlos ihren Gesundheitsdienst für uns erfüllen.[127]

Das betrifft die sulfatierten Formen z. B. folgender Hormone und Prohormone: das Schaltzentralenhormon der Schilddrüse Thyreoglobin, die Hormonmutter DHEA mit ihren „Kindern" Pregnenolon, Testosteron und Östrogenen, die Stresshormone Cortisol, Adrenalin und Noradrenalin, das Takthormon Melatonin, das Glückshormon Serotonin, das neue Universalhormon Vitamin D_3 (ehemals „nur" Knochenvitamin) – und die Hormonvorstufe Tyrosin. Mit diesem Konzept sind möglicherweise die wenigsten vertraut, doch Tyrosin wirkt als Baustein der Botenstoffe Dopamin und Noradrenalin sowie der Schilddrüsenhormone T3 und T4 und ist unter anderem mitverantwortlich für Stimmung, Motivation und Antrieb.[128] Auch an der Bildung des „Kuschel-" bzw. „Liebeshormons" Oxytocin ist MSM indirekt beteiligt, da Schwefel das Oxytocinmolekül in seinem Innersten zusammenhält.

Zusammen mit MSM können wir die gesunden Wirkungen der Glückshormone jederzeit selbst aktivieren und positiv für uns und unsere Umgebung nutzen, z. B.:

- Einen lustigen Film anschauen und lachen
- Komplimente machen
- Sich dankbar erweisen
- Meditieren
- Sich selbst pflegen, sich etwas Gutes tun
- Wellness-Aktivitäten genießen
- Massage
- Gartenarbeit
- In der Sonne entspannen
- In der Natur spazieren gehen
- Entspannt Sport treiben

- Aufgaben erledigen und „abhaken"
- Bitterschokolade genießen
- Ein Haustier streicheln
- Sanfte Berührungen, kuscheln
- Geliebte Menschen umarmen
- Ein Baby halten
- Eine schöne Melodie summen
- …

Erschöpfen sich unsere Vorräte an Sulfaten, gerät unser Hormonhaushalt schnell durcheinander. Dann werden beispielsweise zu viele Hormone auf einmal freigelassen und können ohne Sulfat-Eskorte die Zielorgane anheizen (Über-/Hyperfunktion) – bis zu ihrer völligen Erschöpfung (Unter-/Hypofunktion).

Viele Schmerzmittel benötigen zu ihrer Entgiftung Sulfate. Dieser Entgiftungsbedarf an Sulfaten reißt an vielen anderen Stellen im Stoffwechsel dann Lücken – Sulfate fehlen mit ernsten Folgen für die Gesundheit. Paracetamol benötigt zur Ausscheidung über die Nieren Sulfate. Stehen für diesen Fall keine Sulfat-Überschüsse zur einfachen Bedarfsdeckung zur Verfügung, kann dies zur „Wilderei" in fremden Organrevieren führen, einhergehend mit einer empfindlichen Störung der Homöostase von Sexualhormonen. Ein erwachsener Mann kann das schon einmal verkraften, aber eine schwangere Frau läuft Gefahr, ihr Kind zu verlieren. Selbst kleine Störungen der Geschlechtshormon-Balance können in der Schwangerschaft gravierende Folgen für den Fötus nach sich ziehen.[129]

Zur Vorbeugung und als unterstützende Maßnahme bei Hormonstörungen empfehle ich grundsätzlich eine ausreichende Sulfatierung mithilfe von MSM. In der heutigen Zeit wirkt MSM wie eine unverzichtbar ordnende Kraft in der stets chaosgefährdeten Logistik nahezu aller Hormone und entfaltet – von Kopf bis Fuß – vielfältigste positive Wirkungen zur Erhöhung der Lebensenergie, sowohl für mehr Vitalität, als auch zur Abwehr von Krankheiten durch Störung des hormonellen Gleichgewichtes. Mit MSM sichern Sie den Sulfat-Nachschub für eine harmonische Balance nahezu aller Hormone.

Darum MSM:

- MSM fördert die Feinregulation der Hormone, die notwendig ist für ein hormonales Gleichgewicht in dynamischer Balance.
- MSM inaktiviert überschüssige Hormone durch Sulfatierung, fördert ihre Ausscheidung und bremst Überfunktionen.
- MSM sulfatiert Hormone und hält sie dadurch „auf Abruf" in Bereitschaft.
- MSM fördert mithilfe der Sulfatierung die Aktivierung und zielgenaue Wirksamkeit von Hormonen und hilft so, Unterfunktionen auszugleichen.

KAPITEL 13

MSM entstresst und stärkt das Immunsystem zugleich

Hausstauballergie, Heuschnupfen und andere Überreaktionen des Immunsystems nehmen beständig zu und die Zahl der Betroffenen steigt seit 1970 stetig an. Etwa 30 Prozent der Bevölkerung in Deutschland klagt mindestens über saisonale Atemwegsbeschwerden durch eine Pollenallergie, in der Schweiz sind es etwa 20 Prozent.[130,131] Die Liste der möglichen Ursachen ist lang – sie erwähnt jedoch nirgends mögliche Zusammenhänge mit einem Mangel an organischem Schwefel im Körper. Dabei verfügt MSM bei Allergien, einschließlich allergischen Hautreizungen, über teilweise erstaunliche Wirkungen – praktisch ohne nennenswerte Nebenwirkungen.[132,133,134] Bereits nach einer Woche reduzierten sich in einer Doppelblindstudie an der US-amerikanischen Central Michigan University die Symptome der beteiligten Studienteilnehmer deutlich. Signifikant reduzierten sich die typischen Beschwerden wie Nasenlaufen, verstopfte Nase, gereizte Augen und Niesen.[135] Allem Anschein nach moduliert MSM bestimmte immunologische Multiproteinkomplexe (sogenannte Inflammasome).[136] Sie zählen zur vorderen Abwehrlinie des Immunsystems und befinden sich im Inneren von Fresszellen (Makrophagen), aber auch direkt in den oberen Schleimhautschichten der Atemwege. Bei Kontakt mit Pollen oder anderen Allergenen schütten sie stark entzündungsfördernde Botenstoffe aus, die in einer weiteren Kettenreaktion für die bekannten leidvollen allergischen Symptome sorgen. Hier entfaltet MSM seine dämpfenden antiallergischen Wirkungen.[137] Bei genauerer Betrachtung der verschiedenen Aufgabenbereiche des Immunsystems können wir erkennen, dass MSM einen sehr positiven Einfluss auf die gesamte vielgestalte Immunologie des Körpers besitzt. Das ganze Immunsystem wiegt wahrscheinlich ein Kilogramm und verteilt sich auf etwa eine Billion Zellen; beides nimmt mit zunehmendem Alter ab. Grob gesagt erfüllt es drei wesentliche Aufgaben:

1. Es erkennt fremde Eindringlinge (z. B. Bakterien, Viren und Parasiten).
2. Es reagiert auf *jeden* Eindringling spezifisch.
3. Es erinnert sich an infektiöse Keime, mit denen es bereits in Kontakt kam, um zukünftige Infektionen früh zu unterbinden (immunologisches Gedächtnis).

Da sich infektiöse Eindringlinge ständig mutierend verändern, können wir jede Saison aufs neue Opfer von Erkältungen werden, ohne dass die angelegte „Erinnerungsdatei" voll umfänglich zum Einsatz kommt. Innerhalb des Immunsystems gibt es – vereinfacht formuliert – zwei unterschiedliche Strategien, um auf Infektionen zu antworten und sie abzuwehren:

1. Im Rahmen der *zellulären* Immunantwort kommt es durch Abwehrzellen zum direkten Erregerkontakt.
2. Bei der *humoralen* Immunantwort (lat. *humor* = Feuchtigkeit – das hat nichts mit Vergnügen zu tun!) spielt sich der Kontakt mit Erregern in Flüssigkeiten z. B. im Blut oder in der Lymphbahn ab. Hier kommen sogenannte Lymphozyten zum Einsatz. B-Lymphozyten neutralisieren mithilfe von Antikörpern, T-Lymphozyten können eindringende Parasiten selbst direkt und komplett zerstören.

Für ein gut funktionierendes Immunsystem ist eine gelungene Kommunikation z. B. über Botenstoffe und Hormone unabdingbar. Hier kommen T-Helferzellen (Th-Zellen) ins Spiel. Sie beherrschen verschiedene Signal- und Kommunikationscodes für unterschiedliche Aufgaben und sollen bei der Treffsicherheit der übrigen Abwehrzellen vermitteln, sodass möglichst nur gesundheitsschädliche Vorgänge (ohne Zerstörung körpereigener Zell- und Bausubstanz!) eliminiert werden.

Einfach gesagt unterscheidet man – je nach Funktion – zwischen Th_1- und Th_2-Zellen. Th_1-Zellen unterstützen mehr die *zelluläre* Immunität, kämpfen gegen Viren und infektiöse Eindringlinge, die es bis *in* die Zelle geschafft haben, sowie Krebszellen. Th_2-Zellen unterstützen besonders die *humorale* Auseinandersetzung mit feindlichen Substanzen über Antikörper. Durch chronischen Stress, eine entzündungsfördernde zuckerreiche Ernährung, Mikronährstoffmangel, übermäßigen Konsum von Genussgiften wie Nikotin und Alkohol sowie Bewegungsmangel,

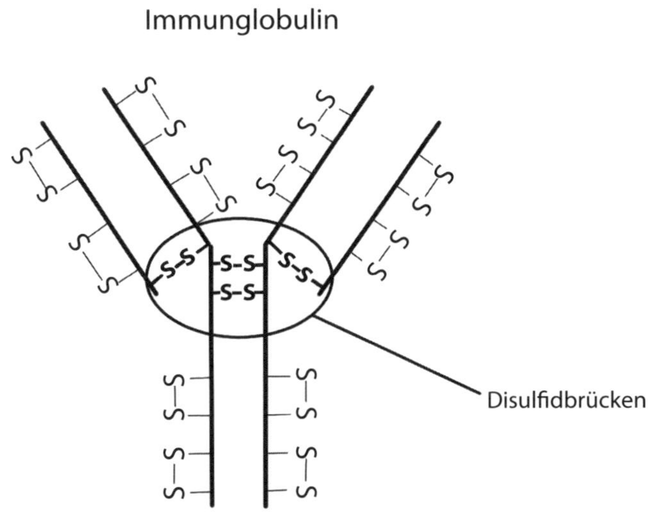

Medikamente, Umweltschadstoffe usw. gerät die feinjustierte Balance aus Th_1- zu Th_2-Aktivität in Schieflage – und das hat schwerwiegende Folgen für die Gesundheit. Eine übermäßige Th_1-Aktivität fördert beispielsweise das Auftreten von organisch begrenzten Autoimmunerkrankungen (etwa Rheuma, Typ-1-Diabetes, Multiple Sklerose). Eine übermäßige Th_2-Aktivität fördert dagegen Allergien und systemische Autoimmunerkrankungen, die über Organgrenzen hinaus z. B. die Haut und innere Organe befallen (etwa Lupus erythematodes) und damit mehr oder weniger weite Teile des gesamten Organismus in Mitleidenschaft ziehen. Ein ganz wichtiger Faktor zur Stabilisierung eines ausgeglichenen Th_1/Th_2-Quotienten ist, neben dem Erkennen und Ausschalten zuvor genannter Ursachen, ein möglichst hoher Glutathion-Spiegel in den Immunzellen.[138] Insbesondere hier unterstützt MSM eine effektive und gesundheitsfördernde Abwehr ganz nachhaltig.[139] MSM entlastet Th_1 und Th_2 gleichermaßen. Untersuchungen legen nahe, dass MSM nicht nur bei der *zellulären* Abwehr zur Bekämpfung von Viren und Bakterien *in* der Zelle vermittelt, sondern auch die *humorale* Abwehr unterstützt, indem es zur Stabilität der Schwefelbrücken innerhalb der Immunglobuline beiträgt.

Dadurch wird das Ausbilden des überlebenswichtigen Immungedächtnisses unter Anlegen einer „Datei" über infektiöse Eindringlinge gestartet.[140,141]

Um MSM zu unterstützen, ist es wichtig zu verstehen, dass jeder übermäßige oxidative Stress und Impuls für eine chronische Entzündung eine direkte negative

„ansteckende" Wirkung auf unsere Abwehr haben kann. Infiziert durch oxidativen Stress und übermäßige Entzündung reagieren die Immunzellen mit der Zeit selbst zunehmend gereizt. Irgendwann starten sie – überreizt und aus falschem Antrieb – durch die Freisetzung entzündlicher Botenstoffe eine oftmals nicht mehr zu stoppende Kettenreaktion mit oxidativer und proentzündlicher Selbstvergiftung. Eigentlich setzt unser Immunsystem freie Radikale und entzündliche Botenstoffe nur frei, um beispielsweise Viren und Bakterien zu töten, die selbst über keine antioxidativen Schutzsysteme verfügen. Aber auch durch eine chronische Überflutung mit oxidativen Entzündungsreizen, wie durch Stress und Umweltgiftstoffe, lässt es sich künstlich alarmieren, um blind und ungeordnet sein Abwehrfeuer zu eröffnen.

Durch folgende Maßnahmen können Sie die Gefahr einer unfreiwilligen Selbstentzündung Ihres Immunsystems reduzieren:

1. Setzen Sie antientzündliche Lebensmittel in Bio-Qualität auf Ihren Speiseplan, z. B. magnesiumreiches grünes Gemüse und Obst, maximal 200 ml Obstsaft, besser Tomatensaft, Tee, schwefelhaltige Gemüse (s. S. 43), Avocado, Beeren, Fisch aus nachhaltigem Wildfang, der reich an Omega-3-Fettsäuren ist, Fleisch von Weidetieren, asiatische Pilze, Eier bester Qualität …
2. Reduzieren Sie den Verzehr proentzündlicher Nahrungsmittel, z. B. frittierte Fleisch-, Süß- und Kartoffelwaren, die Transfettsäuren enthalten, Kekse, Kuchen, gehärtete pflanzliche Streichfette (Margarine), Pflanzenöle (mit Ausnahme von Oliven- und Macadamiaöl), Zucker, Softdrinks …
3. Lassen Sie regelmäßig Ihren Blutzucker kontrollieren (das kann unkompliziert in der Apotheke erfolgen).
4. Achten Sie auf regelmäßige Bewegung und Sport.
5. Reduzieren Sie gegebenenfalls Ihr Körpergewicht: Fettabbau zugunsten von Muskelaufbau!
6. Kümmern Sie sich vor allem auch um ein intensives Stressmanagement in Ihrem Berufs- und Privatleben.
7. Schlafen Sie regelmäßig und ausreichend, machen Sie einen Mittagsschlaf.
8. Starten Sie jeden Tag mit mindestens 2 g MSM aufgelöst in 300 ml Wasser.

MSM kann aber noch mehr für Sie und eine gesunde Abwehr leisten. Auf der gesamten Schleimhaut der Atemwege gibt es einen zarten Schleimsaum (sogenannte Glykokalyx) aus feinen Eiweißzuckern (Glykosaminoglykane, GAG), die in die Atemwege hineinragen. Sie dienen unter anderem als erste Abwehrlinie gegen Viren und

Bakterien und sind nur voll funktionsfähig, wenn sie z. B. mithilfe von MSM reichlich sulfatiert worden sind.[142] Dadurch bilden sie eine leicht negative Ladung aus einem dichten „Rasen“ an sperrig angeordneten antennenförmigen Molekülen, die von Bakterien und Viren, die meist ebenfalls negativ geladen sind (wie auch das neuartige Corona-Virus), nicht überwunden werden können. Bei ausreichender Sulfatierung der GAG (GAG → GAG-S) durch MSM wird eine Ansteckung mit Grippeviren durch Eindringen in die Schleimhautzelle der Atemwege bereits vor dem Zellkontakt erheblich erschwert.[143,144]

Darum MSM:

- MSM „kühlt“ ein hyperaktives Immunsystem und wirkt antiallergisch.
- MSM entfaltet zwischen dem aktiven und dem bremsenden Teil des Immunsystems ausgleichende Wirkungen.
- MSM entfaltet abwehrstabilisierende Kräfte, sowohl zellulär als auch humoral.
- MSM fördert die strukturelle und mikroelektrische Abwehrlinie jeder Zelle, auch die der Atemwege, unter anderem zur Erhöhung der natürlichen Abwehr von Viren und Bakterien.

KAPITEL 14

MSM: So bleiben Sie fit, flink und flexibel

Etwa 14 Millionen Deutsche haben ihre Last mit dem Rücken und leiden unter chronischen unspezifischen Kreuzschmerzen – Schmerzen also, die den Lendenwirbelbereich mit der darunter liegenden Region betreffen. Männer sind im Vergleich etwas weniger betroffen als Frauen.[145] Bei einer Umfrage zu akuten Gelenkschmerzen, die in den letzten 24 Stunden verspürt worden waren, bejahten 29,3 Prozent der Frauen und 24,4 Prozent der Männer diese Art von Beschwerden und gaben im Durchschnitt knapp vier Gelenke an. 57,9 Prozent der Frauen und 52,2 Prozent der Männer gaben darüber hinaus an, in den letzten 12 Monaten unter Gelenkschmerzen gelitten zu haben. Am häufigsten wurden in absteigender Reihenfolge Knie-, Schulter- und Hüftschmerzen genannt.[146]

Arthrose ist die häufigste Gelenkerkrankung: Vor dem 30. Lebensjahr beklagen zwar nur 1,6 Prozent der Menschen in Deutschland Beschwerden durch Arthrose, ab dem 60. Lebensjahr sind dann aber die Hälfte der Frauen und ein Drittel der Männer betroffen. Mehr als vier Millionen Deutsche sind bereits mit einem künstlichen Gelenk versorgt. Die wesentliche Behandlungsstrategie setzt auf (zumeist dauerhafte) pharmakologische Blockade von Schmerz und Entzündung durch nichtsteroidale Antirheumatika (im Englischen spricht man von sogenannten NSAID) mit erheblichem Risiko für ernste Nebenwirkungen: Magenschleimhautblutungen, Asthma, Blutgerinnungsstörungen, Herzinfarkt, Schlaganfall, Leberschädigung und Niereninsuffizienz. Außerdem plündern Arzneimittel dieser Art zusätzlich den enorm wichtigen Schwefelpool im Knorpel und dezimieren die notwendige Kapazität für die Knorpel-Sulfatierung um 30 bis mehr als 50 Prozent.[147]

Dadurch besitzen sie selbst ein nicht unerhebliches Schädigungspotenzial für den oft ohnehin angegriffenen Gelenkknorpel und heizen den eigentlichen Schmerzanlass weiter an! MSM bietet eine gute Chance, diesen Teufelskreis zu durchbrechen.[148] Nicht nur meine ärztlichen Erfahrungen aus Hunderten von Patientenberatungen, sondern auch zahlreiche Studien bestätigen die Wirkung von MSM. Je länger es eingenommen wird, desto größer ist die Wahrscheinlichkeit, sich auf Dauer von Gelenkschmerzen zu befreien oder diese zumindest zu reduzieren. Dabei besitzt MSM praktisch keine nennenswerten Nebenwirkungen, arbeitet im Hintergrund fleißig an den eigentlichen Ursachen und füllt die funktionellen Sulfatspeicher wieder auf. MSM schützt die entzündeten Sehnen, Bänder und Knorpel sowie die Gelenkhaut (Synovia) vor den zerstörerischen Attacken chronisch überreizter entzündlicher Botenstoffe und hilft, die defekten Gelenkstrukturen zu regenerieren und zu reparieren.[149,150] Die spürbaren Erfolge zeigen sich durch Schmerzreduktion, Rückgang der Schwellung, Verbesserung der Beweglichkeit und Zunahme der Belastbarkeit – und langfristig sogar besseren Ergebnissen als durch Gelenkspritzen mit Hyaluronsäure.[151,152] Durch die Sulfatierung mit MSM erfahren die Knorpel- und Gelenkhautzellen zusammen mit dem sie umgebenden Matrixgewebe eine basische „Wiederbelebung" mit zugfester und zugleich elastizitätsfördernder Polsterung durch wässrige sulfathaltige Gelkissen, die überdies die hochfeste elektrische Verklebung zwischen knorpelspezifischen Aminozuckern (Glykosaminoglykan-Sulfate, GAG-S) mit Kollagen und Elastin erneuern.[153] MSM unterstützt außerdem die Knorpelzellen, denn ohne eine ausreichende Versorgung mit Sulfaten lässt die Bildung der zentralen Knorpelbausteine aus GAG erheblich nach und das ständige Gleichgewicht aus seinem Auf- und Abbau gerät in eine bedrohliche Schieflage zugunsten des vermehrten Abbaus.[154]

Der Körper startet eine Mangelverwaltung der kostbaren Sulfate und beginnt mit einer perfiden Umverteilung: Herz- und Gefäßsystem, Gehirn und Leber gehören dann zu den privilegierten Organen, die bevorzugt Sulfate erhalten, während Knorpel kurzfristig nicht als allzu überlebenswichtig eingestuft und nachrangig mit Sulfaten beliefert werden oder gar zur Abbaustätte mutieren.[155] Es liegt also auf der Hand, warum die Lieferkette für Sulfate mehr als nur üppig ausgestattet sein sollte. Je nach Ausgangslage können positive Wirkungen von MSM allerdings oft erst nach Einnahmezeiträumen von drei Monaten und länger erwartet werden. Dazu müssen meist auch mittlere Dosierungen von 6 g MSM täglich eingesetzt werden.

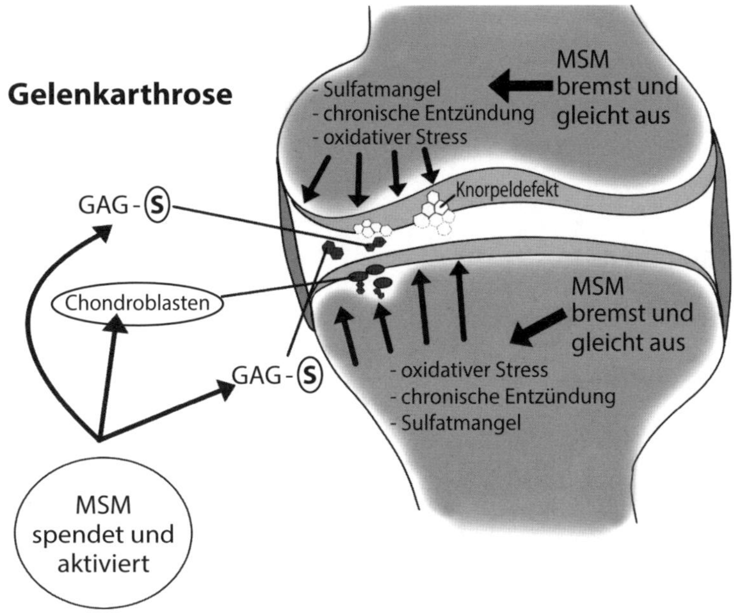

Aber nicht nur entzündete Gelenke, schwindender Knorpel und gerissene Bänder schränken unsere Mobilität ein, auch poröse Knochen gehören zu den Problemzonen menschlicher Beweglichkeit mit schmerzhafter Behinderung. MSM sollte daher auch frühzeitig bei Osteoporose zum Einsatz kommen. Es unterstützt genetische Hauptschalter zum Aufbau der Knochendichte, einschließlich der Mineralisierung spezialisierter Stammzellen auf ihrem Weg zur festen Knochenzelle.[156,157,158]

Unsere Knochen werden ständig auf- und wieder abgebaut, um sich den lebenslang verändernden Beanspruchungen anzupassen. Normalerweise halten sich Auf- und Abbau die Waage. Oxidativer Stress und stille Entzündungen, psychischer Dauerstress mit chronischer Cortisolerhöhung, saure Stoffwechselentgleisung, Belastungen mit Umweltschadstoffen zusammen mit Vitamin- und Mineralstoffmängeln sind nur einige der Hauptgründe, die die Knochendichte krankhaft verringern. Somit ist Osteoporose das schmerzvolle Resultat eines chronischen Ungleichgewichtes zwischen knochenaufbauenden (Osteoblasten) und knochenabbauenden Zellen (Osteoklasten) zugunsten der Osteoklasten. MSM unterstützt die Aktivität der Osteoblasten, fördert die Knochendichte, bremst oxidativen Stress und Entzündung und hilft dabei, Basenverluste auszugleichen. Gleichzeitig unterstützt MSM die körpereigenen antioxidativen Schutzenzyme Superoxiddismutase (SOD), Katalase (CAT) und Glutathionperoxidase (GPx), die in Studien bei Frauen mit Osteoporose signifikant niedrige Spiegel aufwiesen und denen von Experten eine bedeutende Rolle bei der Entstehung von Osteoporose eingeräumt wird.[159,160,161]

Übung bei Kniegelenksarthrose

Nehmen Sie regelmäßig MSM ein und beginnen Sie täglich mit folgender Übung: Setzen Sie sich dreimal täglich für zwei Minuten, später gerne auch dreimal täglich für drei bis zu fünf Minuten so, dass Sie Ihre Unterschenkel entspannt baumelnd, sanft und alternierend (links/rechts abwechselnd) pendeln lassen können. Gleichzeitig befestigen Sie Gewichtsmanschetten um die Fußgelenke (zu Beginn 2 kg auf jeder Seite, später steigern Sie sich langsam auf bis zu 7,5 kg). Starten Sie die Übung ausschließlich mit sanftem Pendeln. Bitte beachten Sie: Vermeiden Sie kraftvolle Streckungen, dies ist keine Übung zur Stärkung der Oberschenkelmuskulatur. *Sanftes Pendeln* ist das Grundprinzip!

Der Hintergrund zu dieser Übung: Aktivität fördert die Ernährung des Knorpels, die gleichzeitige Belastung durch Gehen oder langsames Joggen sorgt allerdings oft für einen zu starken Kontakt der Knorpeloberfläche von Oberschenkel und Schienbein und sabotiert den positiv nährenden Mikrozirkulationseffekt für den Knorpel. Unter leichtem Zug am Unterschenkel (Gewichtsmanschette), ohne zusätzliche Kompression der defekten Knorpelflächen und mit MSM kommt die positive Wirkung des Bewegungsreizes voll zur Geltung und kann nach etwa vier Wochen (manchmal dauert es länger, kürzer ist auch schon vorgekommen) sogar das völlige Abheilen der Arthrose bewirken. Schwimmen und Fahrradfahren folgen dem gleichen kniegelenksentlastenden Prinzip. Diese Übung ist auch bei Reizungen und anderen Belastungssituationen prophylaktisch anwendbar. Kniegelenke tolerieren auf diese Weise auch Phasen längerer Dauerbelastungen leichter. Mit fantasievoller Änderung im Übungsaufbau ist dieses Training auch für Schulter- und Hüftgelenke anwendbar.

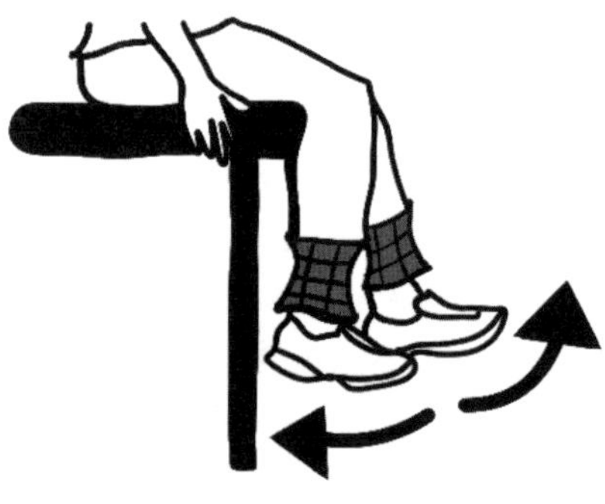

Darum MSM:

- MSM schützt Bänder, Sehnen, Knorpel und Gelenkhaut vor entzündlichen Attacken durch freie Radikale.
- MSM repariert durch Sulfatierung, z. B. koppelt es Schwefel an Glykosaminoglykan (GAG-S), der elementare Baustein des elastischen Gewebes in jedem Gelenk.
- MSM verbessert die elastizitätsfördernde Polsterung durch mikroelektrische gelartige Sulfatkissen.
- MSM erneuert Elastin und Kollagen und fördert ihre mikroelektrische kontaktfeste Vernetzung.
- MSM fördert die Aktivität der Osteoblasten und Chondroplasten (Stammzellen für Knochen- und Knorpelaufbau).
- MSM schirmt Gelenke ab vor zerstörerischen und entzündlichen Angriffen (Stress, Schadstoffe, Medikamente usw.).

KAPITEL 15

Sport: Bewegung – ein Segen für die Gesundheit? Mit MSM immer!

Wenn wir unseren Körper mit seinen mehr als 600 Muskeln, etwa 100 Gelenken und rund 200 Knochen durch beste Vorsätze und mit (hoffentlich) leidenschaftlichem Impuls zur sportlichen Bewegung starten, kann das zweifellos unserer Gesundheit dienen und viel Freude und Befriedigung verschaffen. Wir können uns aber auch neue Probleme aufhalsen und unsere Gesundheit mit Verletzungen belasten – mitunter kommt es sogar zu erheblichen Langzeitschäden. Denn Bewegung und Sport ziehen immer eine Zunahme an freien Radikalen nach sich, da mehr Bewegung immer auch eine erhöhte Nachfrage nach entsprechender Energie bedeutet. Diese plötzlich angestiegene Energienachfrage aktiviert die Mitochondrien zu sprunghafter ATP-Produktion, *dem* Energiemolekül des Körpers – allerdings auch begleitet von einer gesteigerten Bildung freier Radikale. Und hier beginnt das Paradox zwischen den schützenden Vorteilen von körperlichem Training und den zerstörerischen Wirkungen einer gesteigerten Produktion von freien Radikalen.

Leider hat sich in weiten Teilen der Sport- und Freizeitwelt ein grundsätzlicher Denkfehler eingeschlichen, dem unbedingt mit sachlicher Aufklärung entgegengetreten werden muss. Mit wachsenden Erkenntnissen über die potenziell zerstörerischen Wirkungen von freien Radikalen und oxidativem Stress und der Tatsache, dass eine Zunahme dieser Faktoren Zell- und Gewebeschädigungen sowie vorzeitige

Alterung nach sich ziehen, wurden und werden Antioxidanzien als eine Art biochemischer Heilsbringer in meinen Augen zu unkritisch betrachtet und eingesetzt.[162,163] Und es spielt hierbei auch keine Rolle, ob es sich um freie Radikale auf Sauerstoff- oder Stickstoffbasis handelt (engl. *ROS/RNS*, zusammen *RONS*). Noch immer sind viele Sportler und deren Betreuer überzeugt, dass sich die Leistung steigern lässt, indem ein ungezielter prophylaktischer, aber umso intensiverer antioxidativer Zellschutz in Form von diversen Vitaminen, Mineralstoffen und pflanzlichen Protektiva zum Einsatz kommt, um den oxidativen Stress zu verhindern, der durch den Sport entsteht. Dabei ist erwiesen, dass diese gut gemeinten Maßnahmen im besten Fall nur nutzlos, im schlimmsten Fall jedoch leistungsmindernd sind.[164]

Grundsätzlich gilt, dass regelmäßige Bewegung selbst ein Antioxidans ist. Sie ist ein essenzieller Bestandteil biologischer Stimuli für die körpereigene Bildung antioxidativer Enzyme (u. a. Superoxiddismutase/SOD, Catalase/CAT, Glutathionperoxidase/GPx) zur Aktivierung bestimmter Gene, die den Zellaufbau und die Zellerneuerung sowie die Stärkung des Immunsystems fördern.[165] Freie Radikale (RONS) spielen also eine unverzichtbare Rolle für den als Superkompensation bekannten Vorgang, um nach einer sportlichen Belastung sich nicht nur zu erholen, sondern auch die Leistung zu steigern.[166] Mithilfe vorbeugender reparativer Überanpassung während der Erholungsphase von zellulären Schäden durch intensives Training wird der entscheidende Zweck des Trainings, nämlich die Leistungszunahme, vorbereitet. Der Körper möchte durch diese Superkompensation für zukünftige Belastungen besser gewappnet sein. In dieser Phase könnten Antioxidanzien von außen die Signalwirkung freier Radikale schwächen oder ganz ausbremsen und damit den Trainingserfolg gefährden. Nur Laboranalysen und genaue Untersuchungen können in dieser Situation individuelle therapeutische Fenster für eine antioxidative Unterstützung öffnen. Sicherlich existieren für jeden Sportler nicht leicht zu ermittelnde und sich oft verändernde Schwellenwerte für seine individuelle Belastbarkeit.[167] Werden diese überschritten, man spricht von Übertraining, schnellt der oxidative Stress zwar dramatisch in die Höhe, antioxidative Blindschüsse sind dennoch sinnlos bis risikoreich. MSM bietet den großen Vorteil, selbst keine antioxidative Substanz zu sein, und es kann den Prozess der Superkompensation auch nicht stören. Im Gegenteil, MSM unterstützt ihn sogar, weil es die Superkompensation intensiviert und die situationsangepasste Bildung körpereigener antioxidativer Enzyme (SOD, CAT, GPx) ankurbelt. MSM hilft, die körperliche Erschöpfung zu verringern und Regenerationsphasen zu optimieren.

Es steht außer Frage, dass körperliche Aktivität in jedem Alter positive gesundheitliche Wirkungen hat. Regelmäßige Bewegung wirkt wie ein Medikament.[168] Allerdings verbraucht sich mit den Jahren der positive Reflex, auf sportliche Belastungen mit vermehrter Bildung eigener antioxidativer Schutzsysteme und den damit verbundenen gesundheitlichen Vorteilen zu reagieren.[169] Eine regelmäßige Versorgung mit MSM ist gerade in dieser Lebenslage von großer Bedeutung und kann dazu beitragen, die rückläufigen Kapazitäten zur Superkompensation auszugleichen und diese über das natürliche Abbauniveau hinaus aufrechtzuerhalten. Generell gehören MSM und Sport zusammen, aber ab einem Alter von 35 bis 40 Jahren ist es alternativlos! Denn irgendwie sind wir alle ein Leben lang Leistungssportler des Alltags – und MSM sorgt für mehr Energie in den Zellen, für mehr Regeneration, bessere Selbstregulation auf höherem Niveau und robustere Gesundheit.

Außerdem hilft MSM, Muskelkater schneller zu überwinden, weil es Defekte der kontraktilen Funktionseinheiten schneller ausheilen lässt.[170] In der Erholungsphase nach einem intensiven Training muss eine oft ausufernde Entzündung eingedämmt werden, da sie alle belasteten Gewebe und Organe nachhaltig schädigen kann. MSM bekämpft diese übermäßige Entzündungsneigung und langanhaltende Unterdrückung des Immunsystems und lindert beispielsweise Belastungsschmerzen und Bewegungsdefizite nach einem Halbmarathon.[171,172,173] Und es trägt dazu bei, die Anfälligkeit für Infektionen nach sportlicher Belastung zu senken.[174]

Natürlich gibt es zahllose Möglichkeiten für eine Versorgung mit Antioxidanzien, diese müssen aber individuell zusammengestellt werden, je nach Belastung und Herausforderung des einzelnen Sportlers. So neigen Untrainierte beim sportlichen Wiedereinstieg zum Übertreiben und erleben daher nicht selten extrem überschießende entzündliche Reaktionen ihres Körpers auf den überzogenen Einstiegversuch. Hier können Antioxidanzien nach der Belastung helfen, MSM aber auch.[175] Auch chronische Infektanfälligkeit ist oft ein Hinweis auf Übertraining. Hier helfen vor allem Pausieren und Ruhe – und MSM.[176] Verletzungen, insbesondere wenn immer wieder die gleichen Stellen betroffen sind, sollten Anlass sein für eine genauere Analyse der Trainingsparameter und eine ganzheitliche medizinische Untersuchung. Hier kann MSM zusätzlich von großem Nutzen sein.

Ob es nun um die simple Freude an der Bewegung geht, um geselliges Beisammensein oder um ehrgeiziges Verschieben der eigenen Leistungsgrenzen im Rahmen des Möglichen und – natürlich – Erlaubten, immer gelten die gleichen Gesetzmäßigkeiten für Verletzungen. Bewegung ist Dynamik und Dynamik belastet die zelluläre Struktur. Muskeln, Sehnen, Bänder, Knorpel, Gelenke, Gefäße, Herz, Lunge oder Gehirn, um nur einige der belasteten Strukturen und Organe zu nennen, sie alle müssen sich der Herausforderung stellen, hochelastisch und zugfest zugleich zu sein, stoßsicher und sanft dämpfend die teilweise enormen Schwingungskräfte, die beim Sport auf den Körper einwirken, möglichst effizient aufzunehmen und abzuleiten, ohne bestimmte physikalische Grenzen zu missachten, was immer zu Verletzungen führt und leidvolle Ausfälle provoziert. MSM stärkt über die Sulfatierung bestimmter Eiweiß-Zucker-Moleküle (Glykosaminoglykane, GAG-S) die zug- und dehnfeste Elastizität aller Organe, erhöht dadurch die Belastbarkeit des Körpers für Sport und Bewegung generell und fördert das Ausheilen von Verletzungen.

Darum MSM:

- MSM unterstützt den Trainingsfortschritt *und* bremst zugleich übermäßigen oxidativen Stress, der zu Verletzungen führen kann (RONS).
- MSM fördert die Energiebildung in der Zelle und erhöht außerdem die Ausdauer.
- MSM fördert die Regeneration von (über-)strapaziertem Gewebe.
- MSM reduziert Muskelkater und eine übermäßige Entzündungsneigung nach Übertraining.
- MSM stärkt die immunologische Abwehr trotz starker körperlicher Belastung.
- MSM fördert die gesamte hochfeste Elastizität des Köpers und aller relevanter Organe (z. B. Lunge, Gefäße, Gelenke).
- MSM dämpft die enormen dynamischen Schwingungskräfte, die Muskeln und Organe oft überstrapazieren und Verletzungen verursachen.
- MSM fördert durch den Aufbau von leicht negativ geladenen extrazellulären GAG-S-Netzwerken die Toleranz gegen Stoßkräfte im Gehirn, sei es bei einem Kopfball, bei unfreiwilligen Körperkontakt oder im Box- oder Kampfsport (vgl. die Abbildung auf S. 21).

KAPITEL 16

Mit MSM immer schön die Nerven behalten

Unsere knapp 100 Milliarden Gehirnzellen sind im 24-stündigen Dauereinsatz unablässig damit beschäftigt, Körperprozesse zu überwachen, regulieren, steuern und zu regenerieren, aber auch seelisch-geistige Eindrücke zu bewerten, verarbeiten, sortieren und zu speichern. Und weil unser Gehirn immer mit so vielen wichtigen Dingen beschäftigt ist, sorgt es nicht nur elektrisch für viel Wirbel (ablesbar im EEG), sondern fordert auch den Löwenanteil der täglich produzierten Energie: Satte 20 Prozent beansprucht es vom gesamten im Körper produzierten Sauerstoff! Und das, obwohl es gerade einmal zwei Prozent unseres Körpergewichts ausmacht. Energieerzeugung und -verbrauch produzieren viel Wärme, mitunter sogar sehr viel. Aus Kühlungsgründen schwitzen wir leicht am Kopf und es ist immer sinnvoll, sich vor zu viel Sonne zu schützen, sonst droht leicht eine gefährliche Überhitzung.

Unser Gehirn ist etwas ganz Besonderes: Möglichst gut gekühlt und mit gewissem Sicherheitsabstand zum übrigen Körper will es seine komplexen Aufgaben erledigen. Aus diesem Grund existiert die Blut-Hirn-Schranke, die nur bestimmte Stoffe passieren können. Sie dient als grobe Sicherheitsschleuse, damit nicht jede Art von Schadstoff oder Krankheitserreger ohne Weiteres ins Gehirn vordringen und die mächtigste Schaltzentrale des Körpers einfach lahmlegen kann.[177] Dennoch gerät die Blut-Hirn-Schranke heutzutage durch viele Belastungen wie Umweltschadstoffe, Medikamente, Dauerstress, Genussgifte (Alkohol, Nikotin usw.) und elektromagnetische Strahlung, die die Barriere in ihrer natürlichen Schutzfunktion nachhaltig schädigen, unter Druck. Forscher sprechen bereits – analog zum

Leaky-Gut-Syndrom des Darmes – vermehrt über ein Leaky-Brain-Syndrom. Trotz der sich anbahnenden neuen Erkenntnisse über die Entstehung vieler psychischer Erkrankungen, ein Leben ohne Blut-Hirn-Schranke wäre absolut undenkbar. Sie stellt sicher, dass im Gehirn ein besonderes biophysikalisches Milieu stabil aufrechterhalten werden kann, damit z. B. Biochemie und Bioelektrik leistungsstark und harmonisch Hand in Hand arbeiten können. MSM ist, bildhaft gesprochen, ein gern gesehener Gast im Gehirn und es darf die Blut-Hirn-Schranke jederzeit passieren.[178] Das ist ein Hinweis auf die gute alte „Freundschaft" zwischen Mensch und MSM. Das Gehirn ist stets auf große Mengen von organischem Schwefel angewiesen und kennt MSM sozusagen aus der grauen Vorzeit seiner eigenen Entwicklung. Zur strukturellen Stabilisierung verschiedener Proteine im Gehirn wird viel Schwefel für den Aufbau und Erhalt von flexiblen Schwefelbrücken (Disulfidbrücken) benötigt. Elastische Disulfidbrücken machen Proteine unter anderem hitzestabiler, gleichzeitig können sie auf Stöße und ähnliche Reize elastischer reagieren. Außerdem ist der gesamte Raum um die Nervenzellen herum, die extrazelluläre Matrix, gespickt mit negativ geladenen und an Schwefel gebundenen Glykosaminoglykanen (GAG-S), die nach Verletzungen für die Regeneration bestimmter Hirneiweiße und Mitochondrien und für die Wiederherstellung ausreichend hoher Glutathionspiegel eine essenzielle Rolle spielen (vgl. die Abbildung auf S. 21).

Zu Gehirnerschütterungen kommt es beispielsweise im Fußball nach Kopfbällen oder im Box- und Kampfsport nach heftigen Treffern. Ohne diese Schwefelverbindungen fällt die dreidimensionale Auffaltung der Proteine auch nach relativ geringen Erschütterungen leichter in sich zusammen. Die betroffenen Proteine zeigen im Verlauf schwere Deformierungen und ihre Fehlfaltung drückt sich mikroskopisch in merkwürdigen „Zerknitterungen" und klumpigen Verklebungen aus. Diese spielen langfristig bei vielen neurodegenerativen Krankheiten eine initiale Rolle (Beta-Amyloid/Taufibrillen bei Alzheimer, Alpha-Synuclein bei Parkinson, TDP-43 bei ALS usw.).[180,181,182,183] Gerade die extrazelluläre Matrix (Pischinger-Raum des Gehirns) um die Nervenzellen ist ohne ausreichende Schwefelmengen nur sehr eingeschränkt funktionsfähig, was sich bei den Betroffenen oft in rasch einsetzender mentaler Erschöpfung wiederspiegelt. Sulfatierung heißt auch hier das Zauberwort. Durch sulfatierte GAG (Glykosaminoglykan-Sulfate, GAG-S)

Je länger ein Organismus für die vollständige Wiederherstellung aller Nervenfunktionen nach einer Gehirnerschütterung benötigt, desto größer ist sein Mangel an Schwefel.[179]

werden unter anderem bioelektrische Signale erzeugt, die fein oszillierend direkt an der Bildung des Immungedächtnisses und der Flexibilität des Denkens beteiligt sind (vgl. S. 21).[184,185]

Aufgrund ihres hohen Sauerstoffbedarfs produzieren Nervenzellen generell sehr viele freie Radikale. Hat die Leistungsfähigkeit der Mitochondrien z. B. durch chronischen Stress, vorzeitige Alterung oder Giftstoffe bereits abgenommen, reagieren Gehirnzellen besonders empfindlich auf die zerstörerischen Kräfte frei umherstreunender radikaler Elektronendiebe. Oxidativer Stress gilt als der universelle Startschuss für nahezu alle neurodegenerativen Erkrankungen. In der Folge wird Glutathion verbraucht und sinkende Spiegel beschleunigen den Abbau von Mitochondrien und schließlich den Untergang von Nervenzellen. Doch MSM kann dagegen halten: Es unterstützt die Produktion *und* Effektivität von Glutathion, verstärkt explizit die antioxidativen enzymatischen Schutzwälle innerhalb und außerhalb der Hirnzellen und es bekämpft aufkeimende Entzündungsherde.[186,187,188,189] Bei Alzheimer-Patienten lassen sich mehrheitlich erhöhte Blutwerte für oxidativen Stress und oxidiertes Glutathion in den roten Blutkörperchen nachweisen, was überdies mit dem Verlust an kognitiven Funktionen korreliert.[190] Die Konzentration von Glutathion in den typischerweise betroffenen Hirnregionen von Parkinson-Patienten liegt fast um die Hälfte niedriger als bei gesunden Probanden.[191,192] MSM schützt Noradrenalin und Dopamin, die zentral stimulierenden Kräfte im Gehirn, sowie Tyrosin und andere Neurohormone via Sulfatierung vor oxidativer Schädigung. So ist MSM immer direkt an Stoffwechselprozessen im Gehirn beteiligt, die für geistige Wachheit, Stimmungsaufhellung, Motivation, aber auch für Feinmotorik, Koordination, Konzentration und Entspannung sorgen. Chronisch oxidiertes Dopamin erschöpft die Glutathionspeicher schnell, ein weiteres Puzzleteil in der Entstehung von Parkinson.

> So fördert MSM Geistesblitze, Konzentration, Erinnerung und Flexibilität im Denken und schützt vor vorzeitiger mentaler Erschöpfung.

Sulfatiertes Tyrosin gilt nicht nur als Vorstufe für das Schilddrüsenhormon Thyroxin, sondern auch für den Neurotransmitter Dopamin. Dem Körper ist sulfatiertes Tyrosin so wichtig, dass sich in jeder Körperzelle gleich zwei Enzyme zur Sulfatierung von Tyrosin befinden.[193] Neben seinem „Bereitschaftsdienst“ als Vorstufe konnte Tyrosin noch weitere positive therapeutische Wirkungen unter Beweis stellen. Diese gesundheitsfördernden Eigenschaften beziehen Depressionen, Antikörperproduktion, Bluthochdruck, Stress, Störungen der Konzentrations- und

Merkfähigkeit, ADHS, Parkinson und Narkolepsie mit ein.[194] Sulfatiertes Tyrosin wirkt sich auf die hormonelle Regulation des gesamten Körpers aus, aber auch auf seine Selbstregulierung (Stoffwechselbalance, Homöostase), die antientzündliche Signalweg-Kommunikation und auf die immunologische Unterstützung zur Abwehr von Infektionen.[195] Und all diese wunderbaren Wirkungen sind unmittelbar abhängig von der Anwesenheit von MSM – in ausreichenden Mengen versteht sich.

MSM hilft, den riesigen Bedarf an Sulfatierungsprozessen im Körper direkt mit organischem Schwefel zu decken. Wenn Kinder, Jugendliche oder auch Erwachsene auffallend hohe Mengen (mehr als 10 g pro Tag) MSM benötigen, um positive Resultate zu erzielen, kann eine Darmfehlbesiedelung (Dysbiose) mit sulfatreduzierenden Bakterien oder Pilzen vorliegen. Diese Bakterien fangen Sulfatverbindungen in größerem Umfang ab und verstoffwechseln sie in minderwertige bis giftige Schwefelverbindungen. 95 Prozent autistischer Kinder hatten in einer Untersuchung zu niedrige Sulfatwerte im Blut.[196,197,198]

Erinnern wir uns: Sulfatierung ist ein wichtiger Prozess, um Neurotransmitter/Neurohormone wie Dopamin und andere Botenstoffe im Gehirn im Gleichgewicht zu halten. Neurohormone benötigen eine Sulfatverbindung mit Schwefel, um aktiv zu wirken *und* um bei einem Überschuss zeitnah über die Leber via Sulfatierung entgiftet werden zu können. Diese Balance ist bei autistischen Kindern und Jugendlichen möglicherweise häufiger gestört als bislang angenommen. Auch sind noch weitere psychische Symptome bei einem gestörten Neurotransmitter-Gleichgewicht denkbar.

Astrozyten, die sternförmig verzweigten „Tentakelzellen" des Gehirns, galten lange Zeit als mehr oder weniger unbedeutend, beteiligten sie sich doch nicht direkt am elektrischen Signalspektakel ihrer Nervenzellnachbarn. Heute weiß man jedoch, dass sie die Versorgerzelle für alle Gehirnnerven sind. In ihnen lagern die größten Glutathionvorräte des Gehirns für den Abbau alter, verbrauchter Synapsen, für ihre Regeneration und für den Aufbau neuer neuronaler Strukturen. Außerdem beherbergen Astrozyten praktisch alle Zuckervorräte, um eine konstante Versorgung zu gewährleisten und den Energiehunger des Gehirns zu stillen. Ohne Astrozyten geht nichts im Gehirn – es gehen allenfalls die Lichter aus! Elementare Hirnleistungen wie unsere Merkfähigkeit und geistige Ausdauer hängen unmittelbar von dem gesunden Lade- und Speicherzustand der Astrozyten ab. Allem Anschein nach bewahrt MSM im Gehirn die Glutathionvorräte in den Astrozyten vor oxidativen Verlusten und die Zuckervorräte vor zerstörerischen Attacken durch freie Radikale, damit es nicht zu gefährlichen oxidierten Zuckerverbindungen im Gehirn kommt

(AGEs, engl. *Advanced Glycation Endproducts*).[199,200,201] Die Beobachtung, dass MSM vorzeitiger mentaler Erschöpfung z. B. im Sport vorbeugen und bei hohen kognitiven Anforderungen (wie bei Prüfungsvorbereitungen) die geistige Ausdauer beflügeln kann, haben möglicherweise auch in dieser Unterstützung der Astrozyten ihren Hintergrund. Viele der oxidativen Stressoren und proinflammatorischen Botenstoffe, die letztlich die Basis für den zerstörerischen Angriff auf die Blut-Hirn-Schranke bilden und das Leaky-Brain-Syndrom verantworten, gehören genau zu dem Spektrum an antioxidativer und antientzündlicher Power, die MSM zuverlässig bietet.[202,203]

Grundsätzlich gilt: MSM hilft der körpereigenen Selbstregulation im Allgemeinen und der Selbstregulation des zentralen Nervensystems im Besonderen. Deshalb bezeichne ich MSM auch gerne mit dem englischen Terminus ***M**ind **S**elf **M**odifier*.[204] Dieser Begriff soll die biologische Unterstützung von MSM zur flexiblen Reaktionsfähigkeit unseres Geistes (sogenannte Plastizität) auf unterschiedliche Herausforderungen zum Ausdruck bringen.

Darum MSM:

- MSM gelangt mühelos ins Gehirn, wo es auch dringend benötigt wird.
- MSM fördert die gesunde Barrierefunktion der Blut-Hirn-Schranke und bekämpft das Leaky-Brain-Syndrom.
- MSM fördert die extrazelluläre Zellmatrix (GAG-S) und ein gesundes elektromagnetisches Feld, beides ist wichtig für unser Erinnerungsvermögen, für flexibles Denken und für die Abwehr frühzeitiger mentaler Erschöpfung und epileptischer „Kurzschlüsse" (vgl. die Abbildung auf S. 21).
- MSM fördert die Nervenzellentgiftung.
- MSM reduziert oxidativen Stress und chronische Entzündungen und beugt auf diese Weise neurodegenerativen Erkrankungen vor (Alzheimer, Parkinson u. a.).

- MSM fördert die geistige Wachheit und Flexibilität (***M**ind* ***S**elf* ***M**odifier*), sorgt für Stimmungsaufhellung, Motivation, Koordination, Konzentration und Entspannung.
- MSM fördert die geistige Ausdauer (zum Beispiel bei Prüfungsvorbereitungen).

KAPITEL 17

Kraftstoff Zucker: Leicht entzündlich! Unbedingt auf antientzündliches Additiv MSM achten

10,4 Prozent der Deutschen im Alter zwischen 20 und 79 Jahren in Deutschland leiden unter Diabetes. In Österreich sind 6,6 Prozent, in der Schweiz 5,7 Prozent dieser Bevölkerungsgruppe von Diabetes betroffen.[205] Die absolute Mehrzahl der Patienten ist an Typ-2-Diabetes erkrankt. Typisch dafür ist die chronische Überladung der Gefäß- und Nervenzellen mit Glukose bei gleichzeitiger Erhöhung des Blutzuckers (Hyperglykämie). Ursache hierfür ist die zunehmend nachlassende Einschleusung von Glukose in die Zelle, wofür Insulin zuständig ist. Allerdings lässt die Wirkung von Insulin bei dauerhafter übermäßiger Anforderung aufgrund von falscher Ernährung, zu wenig Bewegung und chronischem Stress über Jahre allmählich nach (sogenannte Insulinresistenz). Das Ganze endet nicht selten mit einem erschöpften Rückgang seiner Gesamtproduktion in der Bauchspeicheldrüse.

Dadurch wird ein breites Spektrum an oxidativen und zunächst oft noch stillen entzündlichen Prozessen in Gang gesetzt, die für die schwerwiegenden Gesundheitsrisiken verantwortlich sind und von den Betroffenen oft sehr lange nicht bemerkt werden. Bluthochdruck, Übergewicht mit zu hohem Anteil an Bauchorganfett und erhöhte Triglyceride im Blut sind die untrüglichen Vorboten des sogenannten *Metabolischen Syndroms*, das dem Diabetes schließlich den Weg zur manifesten Erkrankung öffnet. Eine übermäßige „Verzuckerung“ von Molekülen und Zellstrukturen begleitet das Fortschreiten der Erkrankung und zieht schließlich auch eine übermäßige schädliche Anhäufung von AGEs nach sich, die den Teufelskreis aus Hyperglykämie und Insulinresistenz weiter befeuern.[206] Herzinfarkt, Schlaganfall und Nierenversagen führen die Liste der deutlich erhöhten Risiken an, gefolgt von der Gefahr zu erblinden, Parodontitis, Durchblutungsstörungen der Beine mit Gefahr der Amputation, Taubheitsgefühle der Füße, Depression, Demenz und Krebs.[207,208,209]

Die Werte für verbrauchtes oxidiertes Glutathion liegen in den roten Blutkörperchen und im Blutplasma bei einer diabetischen Stoffwechsellage messbar höher und tragen zur Verschärfung des ohnehin erhöhten oxidativen Stresses erheblich bei.[210,211,212] Wahrscheinlich sind diese erhöhten oxidierten Glutathionwerte auch eine der Folgen von Hyperglykämie und Insulinresistenz.[213] In zahlreichen Studien konnte MSM seine positiven Wirkungen sowohl zur Minderung von oxidativem Stress und schleichender Entzündung, als auch zur Erhöhung des nicht-oxidierten Glutathions unter Beweis stellen.[214] Die Hyperglykämie bei Diabetes ist zunächst zwar ein wesentliches Ergebnis der gestörten Zuckeraufnahme in die Zelle aufgrund einer mangelnden Insulinwirkung, sie wird aber zusätzlich auch noch durch die Tatsache gefördert, dass die Zuckerneubildung (Glukoneogenese) in der Leber nicht mehr ausreichend gehemmt wird. Bei Menschen mit einer gesunden und stabilen Blutzuckerkontrolle ergänzen sich nämlich zwei Hormone:

1. *Insulin* reagiert auf erhöhte Blutzuckerwerte (z. B. nach einer Mahlzeit) und senkt über die Einschleusung von Zucker in die Zelle die Werte bald wieder auf das normale Ausgangsniveau.
2. Fallen Mahlzeiten aus oder ist der Zuckerbedarf durch Anstrengung besonders hoch, wird das Hormon *Glukagon* aktiv, vorwiegend in der Leber und in den Muskeln. Es sorgt über die Bildung und Freisetzung von Glukose für einen stabilen Blutzuckerspiegel, sodass die Werte trotz fehlenden Zuckernachschubs über die Ernährung und/oder einen erhöhten Zuckerbedarf – beispielsweise durch Anstrengung – immer ausreichend hoch sind und nicht zu stark absacken, was gefährliche Unterzuckerungen heraufbeschwören könnte.

Bei Diabetes sind beide Regelkreise gestört. Ohne dass die Gefahr einer Unterzuckerung besteht, bleibt Glukagon mehr oder weniger daueraktiv und lässt den bereits erhöhten Blutzucker noch weiter ansteigen, da Insulin eben krankhaft mit dessen Senkung überfordert ist.

Bei Diabetikern sind die Cholesterinwerte in aller Regel auch zu hoch.[215] Interessanterweise ist sulfatiertes Cholesterin (Chol-S) in der Lage, das überaktive Glukagon in Hyperglykämie-Situationen zu bremsen, sodass MSM mithilfe von geschwefeltem Cholesterin einen recht wirksamen Beitrag zur Blutzuckerkontrolle und Reduktion der AGEs leisten kann.[216]

MSM schützt und stabilisiert darüber hinaus das Insulinmolekül, indem es Schwefel für die verbindenden und hochelastischen Disulfidbrücken von Insulin liefert – eine unabdingbare Voraussetzung für dessen Funktion.

Auch die positive Unterstützung wichtiger Parameter für eine bessere Nierenfunktion konnte durch MSM in einer Studie gezeigt werden.[217] Die Zellen des Fettgewebes, das die Bauchorgane vermehrt umgibt, sind hormonell und immunologisch entzündungsfördernd und ein entscheidender Faktor für die Entstehung von Diabetes. Gezielte Bewegung und eine Ernährungsumstellung zur Reduktion dieses besonders schädlichen Fettgewebes sind die Grundpfeiler elementarer Maßnahmen zur Verringerung des Gesundheitsrisikos von Diabetikern. Dabei können sie von MSM wirkungsvolle Unterstützung erwarten: MSM mindert die entzündungsfördernde Komponente von Übergewicht, das mit übermäßigem Bauchfett einher geht.[218,219] Dieses sorgt ansonsten für eine Verbreitung der Entzündung im ganzen Körper. Bei Diabetikern liegt ein um 75 Prozent reduzierter Gehalt an Vitamin B_1 (Thiamin) im Blut vor, da es massiv über den Urin verloren geht.[220,221] Doch gerade Diabetiker benötigen Thiamin unbedingt für eine gesunde Herz- und Nervenfunktion, aber auch zur Energiegewinnung aus Kohlenhydraten und zur Verbesserung der Abwehrleistung.[222] Thiamin bietet zudem eine wertvolle Unterstützung bei der Reduktion von AGEs.[223] Nach der Aufnahme muss Thiamin enzymvermittelt in seine aktive Form, das Thiaminpyrophosphat (TPP), umgewandelt werden. Zum Aufbau des beteiligten Enzyms ist wieder einmal organischer Schwefel notwendig, den MSM liefern kann und so dem Diabetiker nützt.[224,225] Möglicherweise erklärt diese Aktivierung von Thiamin auch die häufig zu beobachtende energetisierende Wirkung von MSM.

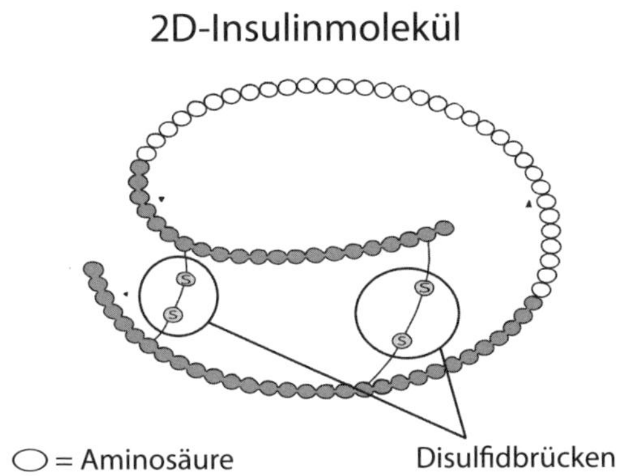

Darum MSM:

- MSM bekämpft typische chronisch entzündliche Begleiterscheinungen von Diabetes.
- MSM unterstützt die Kontrolle des Blutzuckerspiegels und bremst die AGE-Bildung.
- MSM hilft, den Krankheitsverlauf bei diabetisch geschädigten Nieren zu bremsen.
- MSM fördert die Bildung von Vitamin B_1, dem typischen Mangelvitamin bei Diabetikern.

KAPITEL 18

Herz-Kreislauf-Erkrankungen und MSM – Zeit zum Umdenken!

Wenn darüber nachgedacht werden soll, wo im Körper stoßelastische Festigkeit sowie Dehn- und Verformbarkeit ganz besonders wichtig sind, denken die meisten zuerst an Muskeln, Sehnen, Bänder und Gelenke des Bewegungsapparates – und liegen damit sicherlich auch richtig. In welchem Ausmaß aber auch jede Zelle des Herz- und Gefäßsystems pausenlos wechselnder Dauer-und Spitzenbelastung ausgesetzt ist und dieser extremen Anforderung ein Leben lang standhalten soll, ist den wenigsten bewusst. Blutdruck ist oft alles andere als eine sanfte Welle und zeigt sich bei Verletzung der Hauptschlagader in einer mächtigen Blutfontäne.

In äußerst flexibler und dehnbarer Pumparbeit saugt und schiebt das Herz jeden Tag mehr als 6000 Liter Blut durch die (hoffentlich) elastischen Gefäße und übertrifft damit so manches *Jahres*tankvolumen eines Autos, wohlgemerkt in 24 Stunden! Und so verwundert es zunächst kaum, dass das Herz- und Gefäßsystem bei so vielen Menschen vorzeitig erheblich in Mitleidenschaft gezogen wird und die Folgen dieses Pumpstresses seit Jahrzehnten die Sterbestatistik für einen oft vorzeitigen Tod anführen. Welche Risikofaktoren es gibt, wurden vor langer Zeit bestimmt, und um ihre Behandlung kreisen die ärztlichen Leitlinien mit veränderten Richt- und Zielwerten. In leidenschaftlichen Diskussionen wird unter Wissenschaftlern und Ärzten seit Jahrzehnten um Ergänzungen im Risikoprofil gerungen, nicht selten verbunden mit der Forderung nach kritischer Neubetrachtung der vielen ursächlichen Faktoren.[226,227,228,229] Denn eines ist gewiss: Wissenschaftlicher Fortschritt bringt neue Erkenntnisse mit sich, die Zugang zum Patienten finden *müssen*.

Es darf als gesichert gelten, dass die bloße Anwesenheit eines erhöhten Cholesterinwertes im Gefäßsystem keine Arteriosklerose mit Ablagerungen von Plaques erzeugt. Erst das Zusammentreffen von *oxidiertem* Cholesterin mit oxidativ entzündlichen Veränderungen der Gefäße, chronischer Aktivierung übergeordneter Entzündungsregulatoren (NF-KappaB, TNF-α usw.) und einer übermäßigen Freisetzung proentzündlicher Boten- und Abwehrstoffe schaffen die Voraussetzungen für eine gefährliche Veränderung der Gefäße mit den bekannten Folgen.[230] MSM kann bei Bluthochdruck (Hypertonie) oxidativen Stress reduzieren und in der Herzzelle TNF-α bremsen.[231,232]

Ein wichtiger Ansatzpunkt wäre zusätzlich der Schutz des Cholesterins vor Oxidation. Cholesterin ist ein in jeder Zelle dringend benötigter fettlöslicher Grundbaustein. Prinzipiell vermittelt Cholesterin zunächst exklusiv eine besondere Geschmeidigkeit für die Zellwände, die von unserem Körper existenziell benötigt wird zur hochelastischen Verarbeitung ständiger Druck-, Zug-, Dehn- und Stoßbelastungen. Außerdem dient Cholesterin dem ein- und ausschleusenden Shuttledienst von Proteinen und Botenstoffen durch die Zellwand und als essenzielle Vorstufe der Hormon- und Gallensäurebildung. Dazu zählen Testosteron, Östrogene, Progesteron, Cortisol sowie Cholsäure und Glykocholsäure. Für unseren Körper ist Cholesterin äußerst wertvoll und absolut unverzichtbar. Sobald die über Nahrung zugeführte Menge an Cholesterin einen individuellen Schwellenwert unterschreitet, beginnt die Leber mit einem äußerst komplizierten 25- bis 30-schrittigen Prozess der Eigenproduktion von Cholesterin, um einen konstanten Blutspiegel und eine lückenlose Versorgung sicherzustellen. Für Menschen mit angeborenen Störungen dieses natürlichen Regelkreises (sogenannte familiäre Hypercholesterinämie) müssen aufgrund massiver Überproduktion im Einzelfall cholesterinsenkende Maßnahmen geprüft werden.

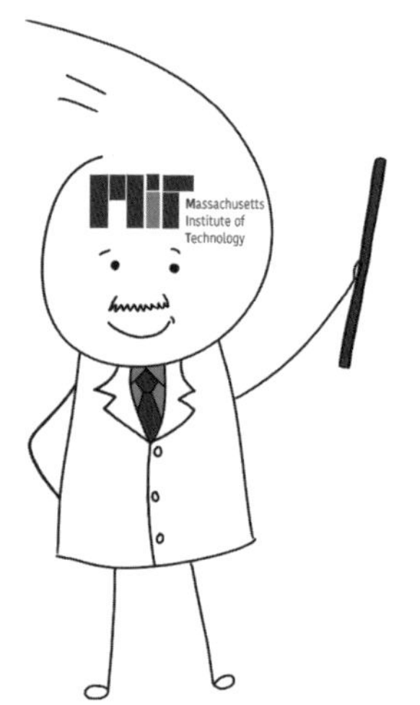

Pioniere der Schwefelforschung

Wie erwähnt, benötigt die der Arteriosklerose zugrundeliegende chronisch entzündungsfördernde Veränderung als Reaktionspartner oxidiertes Cholesterin. US-Forscher am renommierten Massachusetts Institute of Technology (MIT) in Boston vermuten, dass ein latenter Schwefelmangel bzw. Sulfat (SO_4^{2-})-Defizit den Körper zu Kompromissen zwingt, die eine vermehrte Zirkulation von gefährlichem *oxidiertem* Cholesterin im Blut verursachen.[233] Um nicht-sulfatiertes Cholesterin in der Blutbahn transportieren zu können, muss es in „böse“ LDL-Lipoproteine verpackt werden. Diese Transportmoleküle sind oxidationsanfällig.[234] Dagegen ist sulfatiertes Cholesterin (Chol-S) auf seinem Transportweg vor Oxidation geschützt und verteilt sich aufgrund der damit verbundenen optimalen Wasserlöslichkeit (eigentlich ist es wasser- und fettlöslich) viel besser und ganz und gar schadlos im Körper.[235,236,237] Dieses Cholesterin wird von jeder Zelle sehnsüchtig erwartet. An der wässrig-gelartigen Schleimhülle der Zelloberfläche (Glykokalyx) angelangt, gibt Chol-S seinen Schwefel ab und folgt jetzt ungehindert seiner Zellbestimmung.[238] An besonders druck- und zugbelasteten Gefäßstellen hilft es beispielsweise, die Gefäßwand zu verstärken und gefährlichen Aussackungen (Aneurysmen) vorzubeugen. Diese Reparatur befördert MSM nicht nur durch seine Sulfat-Spende, sondern auch durch Erhöhung der zellregenerierenden Kräfte des gefäßeigenen Glutathions.[239]

An einer Herzzelle kann das bedeuten, dass mithilfe von Cholesterin Teile der strapazierten Zellmembran ersetzt werden, damit der geordnete Elektronenfluss sichergestellt werden kann, der zum Beispiel für einen regelmäßigen Herzrhythmus mitverantwortlich ist. Cholesterin-S durchdringt die Zellmembran zehnmal leichter als Cholesterin allein. Cholesterin in der Zellmembran verhindert außerdem einen schleichenden Kaliumverlust in der Zelle. Mit zunehmender Belastung und durch mangelhaften Chol-S-Nachschub entstehen jedoch undichte Stellen in der Membran der Herzzelle, durch die ständig ein wenig wertvolles rhythmusstabilisierendes Kalium verloren geht. Der Körper behilft sich provisorisch mit dem Anlocken des im Vergleich zu Kalium größeren Kalzium-Ions, das zwar nicht so leicht durch die Lücken verloren gehen kann, dafür jedoch die Verkalkung fördert, den Blutdruck erhöht (schulmedizinisches Prinzip dagegen: Kalzium-Antagonisten, also Gegenspieler, verordnen) und im Knochen schmerzlich vermisst wird (was zu Osteoporose führt). Das bei seinem Eintritt in bzw. durch die Zellmembran vom Chol-S abgestreifte Sulfatmolekül wiederum wird zur Stabilisierung der Glykokalyx in den Schleimsaum eingefügt, wo es vielfältigen Nutzen bringt.[240] Es verbindet sich in den Gefäßwänden mit Glykosaminoglykanen (GAG) zu sulfatierten elastizitätsfördernden GAG-S. Ein Prozess, der mit zunehmendem Alter und möglicherweise immer stärker ausgeprägtem Sulfat-Mangel, rückläufig ist.[241]

Sulfate bilden auch leicht negativ geladene Kondensationskerne, die die Struktur von Wasser in seine Gelform überführen. Ein Wall aus diesen Gelkissen schützt die

Zelle vor chemischer und mechanischer Beschädigung und hält infektiöse Eindringlinge (wie Viren und Bakterien) auf Abstand, da diese zumeist auch negativ geladen sind (z B. auch das Virus, das Covid-19 verursacht) und sich gleiche Ladungen bekanntlich abstoßen. Dieser Wall polstert beispielsweise auch Gefäßteilungen (Bifurkationen) ab. An diesen Gabelungen ist der mechanische Stress durch Blutzellen, die mit großem Druck und hoher Geschwindigkeit auf die mehr oder weniger spitz zulaufende Gefäßteilung treffen, besonders ausgeprägt. Verfügen beide Seiten über genügend stoßabsorbierende Gelkissen, die zudem noch dieselbe negative Ladung besitzen und sich gegenseitig schwach abstoßen, gibt es keine Probleme.[242] Anders ist das jedoch im Fall einer chronischen Gefäßentzündung: Bei Arteriosklerose (Arterienverkalkung), die mit Sulfatmangel einhergeht, bringt der Körper Cholesterin an den besonders belasteten Gefäßwänden in Wartestellung und vertraut darauf, dass – sobald Sulfate als „Anhalter" vorbeifließen – sich diese mit dem Cholesterin verbinden (also „zusteigen"). Die wechselseitige molekulare Anziehung zwischen Cholesterin und Schwefel ist grundsätzlich sehr hoch. Kommen jedoch keine freien Sulfate „vorbei", löst der Körper den benötigten Schwefel oxidativ unter anderem aus überschüssigem Homocystein, damit Cholesterin seinen wichtigen Aufgaben nachkommen kann.[243]

Ein Überschuss an Homocystein wirkt generell gefäßschädigend, und auf Dauer ist diese Form der Schwefelgewinnung mit Nachteilen verbunden: Makrophagen müssen Cholesterin mühevoll aus oxidierten LDL-Partikeln schälen und befördern dadurch leider die Gesamtentzündung der Gefäße noch zusätzlich – mit den bekannten gesundheitlichen Nachteilen wie Herzschwäche, Herz-Rhythmus-Störungen, Herzinfarkt (Myokardinfarkt) und Schlaganfall. Allem Anschein nach kann MSM Entzündungen bremsen und die Gefäße schützen.[244,245] MSM assistiert außerdem direkt beim Abbau von Homocystein über die Bereitstellung von Schwefel zur Aktivierung eines abbauenden Enzyms.[246]

Mit Ausnahme von Gefäßverletzungen (und damit einhergehenden starken Blutungen) ist für eine reibungslose Durchblutung normalerweise die Anhaftung oder gar Verklumpung einzelner Blutzellbestandteile unbedingt zu vermeiden. Eine ausreichende Sulfat-Beladung der roten Blutkörperchen ist eine ganz entscheidende Voraussetzung für die Vermeidung unerwünschter thrombotischer Verklumpungen.[247] Rote Blutzellen verteilen nicht nur Chol-S an die feinen Kapillargefäße, sondern profitieren selbst auch direkt von ihrer Fracht. Sie schützen sich mit einem dichten Mantel aus Chol-S-Molekülen, die wie elektrische Stoßdämpfer wirken, vor verklumpendem Kontakt untereinander und vor den zerstörerischen

Aufprallkräften in den Tiefen des sich immer weiter teilenden Gefäßsystems. Betrachtet man Blutausstriche unter dem Mikroskop, so zeigt sich immer wieder das Phänomen der bereits erwähnten Geldrollenbildung unter den roten Blutkörperchen. Das ist ein Hinweis auf eine zu schwache negative elektrische Ladung mit einhergehendem Sulfatmangel. MSM hilft dabei, die große Nachfrage des Körpers nach Sulfat zu stillen und ist damit für das Herz- und Gefäßsystem von unschätzbar hohem gesundheitlichem Wert.

Darum MSM:

- MSM schützt das gestresste Herz bei Bluthochdruck.
- MSM sorgt dafür, dass Cholesterin seiner physiologisch sinnvollen Bestimmung nachkommen kann.
- MSM verhindert die Bildung von oxidiertem „bösem" LDL-Cholesterin.
- MSM stabilisiert den Herzrhythmus.
- MSM fördert die reibungslose Durchblutung bis hinunter in die kleinsten Gefäße.
- MSM bremst Gefäßentzündungen.
- MSM assistiert beim Abbau von Homocystein.
- MSM polstert hochbelastete Gefäßteilungsbereiche und schützt die Gefäßwände vor Arteriosklerose.

KAPITEL 19

MSM unterstützt die Leber – das überlastete Labor des Körpers

Die Leber ist das größte „Labor"-Organ des Körpers. Zur Aufrechterhaltung ihrer optimalen Arbeitsbedingungen befindet sich ständig ein Viertel der kursierenden Blutmenge in der Leber. Und das nicht ohne Grund: Ständig hat der Körper Bedarf an den schätzungsweise 500 verschiedenen Umwandlungsprozessen in der Leber. Rund um die Uhr führt er ihr stoffliche Ausgangsprodukte in unterschiedlichen Mengen mit der Erwartung zu, dass sie still und leise wieder fertige Stoffwechselprodukte zur Bewältigung der vielen Aufgaben bereitstellt. Und die Leber lässt sich nicht zweimal bitten: Fleißig filtert und entsorgt sie Giftstoffe, speichert gleichzeitig Nährstoffe und Vitamine, wandelt Fette und Eiweißstoffe in Kohlenhydrate um und verdichtet Zucker zu kompakten Glykogen-Paketen, die sie jederzeit rasch zur Steuerung des Blutzuckerspiegels in Zucker zurückverwandelt. Ohne eine gesunde Leberfunktion leiden wir sehr und würde die Leber für einige Stunden in einen Generalstreik treten, hätte das ein schnelles Ende für uns zur Folge.

Besonders erstaunlich sind die Robustheit der Leber und ihre enorme Regenerationskraft. Aufgrund der extrem hohen Anforderungen verbrauchen sich die Leberzellen relativ schnell und werden durch neue Zellen ersetzt. Rechnerisch ergibt sich dadurch alle zwei Jahre eine Rundum-Erneuerung des gesamten Organs. Ob dieser außergewöhnlichen Leistungsfähigkeit verwundert es schon ein wenig, dass ein neues Krankheitsphänomen um sich greift, das zunehmend auch immer jüngere Menschen erfasst. Die *Steatosis hepatis* oder präziser die „nicht-alkoholbedingte Fettleber" (englisch NAFLD für *non-alcoholic fatty liver disease*) ist eine neue

Volkskrankheit in den Industrienationen. In der blutchemischen Laboranalyse ist die Fettleber oft lange Zeit stumm, d. h. ohne auffälligen Befund, insbesondere die Leberwerte befinden sich oft im Normbereich. Nur eine körperliche Untersuchung mit Oberbauch-Sonographie gibt erste Hinweise aufgrund der Größenzunahme und dem verdichteten Schallreflex. Exakte Ergebnisse bietet nur eine feingewebliche Untersuchung (Histologie).

Weltweit betrachtet sind mehr als 30 Prozent der Bevölkerung von einer Fettleber betroffen, ohne dass übermäßiger Alkoholkonsum eine ursächliche Rolle spielt.[248] Selbstverständlich zieht auch ein zu hoher Alkoholkonsum eine Fettleber nach sich, dann sprechen wir aber von alkoholbedingter Fettleber. Unabhängig von der Ursache ist die Fettleber vor allem auch deshalb gefährlich, weil sie in eine Zirrhose übergehen kann und am Ende Leberversagen und/oder Leberkrebs drohen. Auf dem Weg dahin ist eine Fettleber grundsätzlich als metabolischer Risikofaktor für zahlreiche weitere Erkrankungen anzusehen. Neben der Zirrhose und dem eher seltenen Leberzellkarzinom sind als Risiken durch eine Fettleber insbesondere Bluthochdruck, Typ-2-Diabetes, Herzinfarkt und Schlaganfall, Polyzystisches Ovarialsyndrom (PCOS), Depression und eine erhöhte Angstbereitschaft zu nennen.[249] Der nachlassenden Bereitschaft chronisch entzündeter Leberzellen, sich in den natürlichen Zelltod (Apoptose) zu verabschieden, bietet MSM übrigens durch Förderung der Leberzell-Apoptose die Stirn.[250]

Die Auslöser für eine Fettleber sind vielfältig: Von ernährungsmedizinischer Seite ist besonders eine allgemein überkalorische Ernährung mit zu hohem Konsum von zuckerhaltigen Nahrungsmitteln hervorzuheben – die Betroffenen essen also zu viel und meist das Falsche. Ein gleichzeitiger Bewegungsmangel verschärft das Risiko für Übergewicht und Fettleber zusätzlich.[251] Eine Fettleber kann jedoch auch ohne Übergewicht entstehen.[252] Außerdem spielen Schadstoffe (Luft, Wasser, Nahrungsmittel usw.) und Medikamente eine oft übersehene und dennoch enorm bedeutsame Rolle.[253,254] Durch die langsam fortschreitende Verfettung ist die Leberzelle mit dem oxidativen Schutz von Fettsäuren überfordert und wird zunehmend von oxidativem Stress mit Ausschüttung proentzündlicher Botenstoffe überrollt, sodass eine chronische Entzündung entfesselt wird (unter anderem auch via die NF-kappaB-Aktivierung), die sich zunehmend als Teufelskreis selbst befeuert.[255,256] Die Leber kann ihren zentralen Laboraufgaben nicht mehr voll umfänglich nachkommen. Beispielhaft erwähnt sei an dieser Stelle die so wichtige Entgiftungsfunktion der Leber für den gesamten Organismus, welche zunehmend erlahmt. Spätestens jetzt beginnen Betroffene fühlbar zu leiden und beklagen häufig Abgeschlagenheit, vorzeitige Ermüdbarkeit und die Notwendigkeit langer Erholungsphasen – trotz ausreichend Schlaf reicht das Wochenende zur Regeneration oft nicht aus.

Die Funktionsstörung der Leberzellen schreitet weiter fort und schließlich sinkt der für eine optimale Zellregeneration- und entgiftung so wichtige Glutathionspiegel. Auch die Sulfatierung von Giftstoffen zur Ausleitung über Galle/Darm und Nieren ist reduziert, da die Entzündungsprozesse zusätzlich enorme Sulfatmengen für ihre antientzündliche „Kühlung“ verbrauchen. Dabei liegt der Sulfatbedarf der Leber ohnehin schon höher als jener des meisten übrigen Körpergewebes.[257] Ohne erhebliche Eigeninitiative mit Ernährungsumstellung, mehr Bewegung, Entgiftung und Abbau von Stress ist keine Besserung zu erwarten. Eine medikamentöse Therapie existiert nicht. Zusätzlich ist eine Auffüllung des Schwefelpools der Leber unerlässlich, auch um die zur Entgiftung anstehenden und sich ständig weiter aufbauenden Giftstoffüberhänge zu eliminieren, da sonst die Gefahr einer schleichenden Selbstvergiftung besteht.[258] Wenn plötzlich die Schadstoffwerte im Urin sinken, könnte man voreilig glauben, dass die Gesamtbelastung rückläufig ist – doch genau das Gegenteil ist der Fall: Der Körper wird sie nicht mehr los (das habe ich in meiner Praxis früher oft erlebt, z. B. in Zusammenhang mit Bisphenol A und Phthalaten). Fatalerweise heizen nicht entgiftete Schadstoffe außerdem den Entzündungsprozess in der Fettleber noch weiter an.[259,260] Wirklich hilfreiche Maßnahmen rufen eine Leberentlastung hervor, was sich synergistisch gegenseitig verstärkt. Hier wäre die Kombination mit einer direkten Unterstützung des antioxidativen zellulären Netzwerkes der Leber und gleichzeitiger Aktivierung ausgleichender Faktoren zum Puffern des überaktiven NF-kappaB mehr als wünschenswert.

> Ein bekannter Grundsatz in der ganzheitlichen Naturheilkunde lautet: „Müdigkeit ist der Schmerz der Leber.“

MSM erfüllt all das in einzigartiger Weise und kann Menschen mit eingeschränkter Leberleistung ideal unterstützen.[261,262,263] Es entlastet die angestrengte Leber von übermäßigem oxidativem Stress und hilft, die Hitze der chronischen Entzündung auf vielen Ebenen zu kühlen.[264]

Die Konsistenz des Gallensaftes ist ebenfalls unmittelbar von seinem Sulfatgehalt abhängig. Hierfür bevorzugt die Leber Cholesterin-Sulfat, das in der Gallenblase mit Gallensäuren vermischt wird.[265] Diese schwefelhaltige Mischung ist u. a. für die Fettverdauung, Abwehr von Krankheitskeimen und Integrität eines dichten

Zellverbandes im Darmtrakt von einzigartigem Nutzen (Probleme diesbezüglich befördern das sogenannte Leaky-Gut-Syndrom). Eine fettarme Ernährung und Schwefelmangel verursachen erhebliche Probleme bei diesen zentralen Aufgaben des Gallensaftes. Bei zu geringem Sulfatgehalt der Galle „entwischen" eigentlich schon zur Ausscheidung bereitstehende Schadstoffe ihrer Sulfat-Eskorte und werden im sogenannten Darm-Leber-Kreislauf allzu leicht aus dem Darm rückresorbiert, um von der Leber dann mühselig erneut zur Entgiftung (und dann in hoffentlich ausreichender Menge) sulfatiert zu werden.[266]

MSM stellt der gesunden, aber immer schwefelhungrigen Leber nicht nur ausreichende Mengen an direkt verwertbarem Schwefel zur Sicherstellung seiner Leistungsfähigkeit zur Verfügung, sondern unterstützt auch das angeschlagene und überlastete Organ in seiner Regeneration und erhöht seine essenzielle „Laborarbeit" trotz einer gesundheitsgefährdenden oxidativ entzündlichen Stoffwechsellage.

Vermutlich steigt das Risiko für Gallensteine mit dem Mangel an Sulfaten an, da Sulfate unter anderem einen essenziellen Beitrag zur Löslichkeit von Cholesterin und Gallensäuren leisten.[267]

Darum MSM:

- MSM fördert die Regeneration der Leberzellen.
- MSM entlastet die Leber bei eingeschränkter Funktion, reduziert oxidativen Stress und bremst entzündliche Prozesse (z. B. bei nicht-alkoholischer Fettleber).
- MSM unterstützt die Entgiftungsfunktion der Leber.
- MSM verbessert den Fluss des Gallensaftes.
- MSM reduziert das Risiko für Gallensteine (bzw. sogenannten Gallengries).

KAPITEL 20

Dicht oder durchlässig? Wie MSM einem dauergestressten Magen-Darm-Trakt hilft

Ich habe es nie nachmessen können, aber verschiedene verlässliche Quellen schätzen die Oberfläche der Darmschleimhaut auf 400 bis 500 m^2.[268] Das somit größte Organ des Körpers steht vor der riesigen Herausforderung, ständig eine enorme Fläche zu überwachen, um ungeprüften Übertritt und „Grenzverletzungen" zu verhindern.

Mit einer Vielzahl physiologischer Barrieren und angeborener Abwehrmechanismen versucht sich unser Magen-Darm-Trakt vor Infektionserregern und anderen unerwünschten Substanzen zu schützen. Dazu zählen:

- Eine lebendige, wellenförmige Eigenbewegung (Peristaltik),
- ein saurer pH-Wert im Magen und alkalische Werte im Darm,
- die oberflächliche Schleimschicht,
- die enorme Erneuerungsrate der Schleimhautzellen,
- eine individuelle Darmflora,
- antibiotisch wirksame Sekrete,
- Gallensäuren,
- Bauchspeicheldrüsenenzyme,
- Immunglobuline (sekretorisches IgA) und
- diverse einsatzbereite Abwehrzellen in Wartestellung.[269]

Die Abschottung steht der eigentlichen Aufgabe, nämlich für eine optimale Ausbeute *und* Aufnahme von Nährstoffen aus den verzehrten Lebensmitteln zu sorgen, ziemlich diametral entgegen. Der Darm steckt in einem konstanten Dilemma: Hereinbitten oder wegschicken? *Diese* Frage ist das lebenslange Motto unseres Magen-Darm-Traktes. Tagtäglich muss er darauf optimale Antworten finden – und wir sollten ihn dabei unterstützen. Übermäßiger Alkoholkonsum und Fastfood, zu häufige Mahlzeiten mit hochverarbeiteten künstlichen „Lebensmitteln", süße Snacks zwischendurch und Softdrinks sind sicherlich keine Unterstützung – im besten Fall sind diese „Sünden" für kurze Zeit eine Art hartes Anpassungstraining. Kardinalfehler in der Ernährung lassen sich wie folgt zusammenfassen – man isst:[270]

- zu schnell (hastig hinuntergeschlungen, schlecht gekaut)
- zu hektisch (keine Ruhe beim Essen, Stress überwiegt mit zu viel Sympathikus-Aktivität)
- zu viel (über das Sättigungsgefühl hinaus)
- zu oft (ohne Ruhepausen für Magen und Darm, sinnvoll ist intermittierendes Fasten)
- zu schwer (Gebratenes, Frittiertes, schwer verdauliche Rohkost, frisches Brot usw.)
- zu spät (Abendessen)
- zu sauer (zu viele säurebildende Nahrungs- und Genussmittel)
- zu süß

Dennoch gelingt es mikrobiell kontaminiertem Wasser und Lebensmitteln mit hoher Konzentration an Erregern, Medikamenten, die die Schleimhaut reizen oder die Peristaltik lähmen, immer wieder, Magen-Darm-Infektionen auszulösen und den Körper zu schädigen.

MSM kann zur Unterstützung einer entspannten Magen-Darm-Funktion einen erheblichen Beitrag leisten. Viele Verdauungsenzyme sind für eine optimale Funktion auf Schwefel angewiesen, da sonst der Abbau von Kasein und Gluten nur unvollständig gelingt.[271,272] Auch die Leber hat einen großen Hunger auf Schwefel. Hier spendet MSM dem Gallensaft löslichkeitsfördernde Sulfate, nachdem die Gallensäuren zuvor mit Taurin oder Glycin zur eigentlichen Galle verbunden wurden, damit sie als winzige wasserlösliche Fetttröpfchen (sogenannte Mizellen) emulgiert ihre Reise in den Darm antreten können. Die Gallensaft-Mizellen tragen fettlösliche Nährstoffe ganz nahe an die Schleimhaut heran, damit ihr fettiger Inhalt leicht von den Enzymen gespalten oder direkt vom Körper absorbiert werden kann.

Gleichzeitig schälen Bakterien den Schwefel aus den Mizellen heraus und sorgen für Sulfat-Nachschub im Körper. Glycin und Taurin werden aus ihren Verbindungen gelöst (man spricht von „dekonjugiert") und unter anderem zur Produktion von Methionin verwendet. Methionin gilt auch als universeller Methylspender. Mit der Übertragung von Methylgruppen (CH_3) werden wichtige Stoffwechselprozesse im Körper an- und abgeschaltet bzw. gestartet oder gestoppt. Die Methylgruppen-Übertragung ist für zahlreiche Prozesse wichtig, z. B. für die Leberentgiftung, Verarbeitung von Fetten, neurologische Funktionen, Schalterfunktion an Genen, Um- und Abbau von Homocystein, Energieproduktion usw.[273] Vermutlich wirkt MSM auch selbst als Methylgruppenspender. Die Dekonjugation von Glycin und Taurin erledigen zumeist Bifidobakterien, die wichtigsten körperfreundlichen Mikroorganismen in der Darmflora. Im Rahmen dieses Abtrennungsprozesses bilden Bifidobakterien um sich herum ein gelartiges negativ geladenes Medium und ergänzen damit nachhaltig die schützende Schleimschicht an vorderster Front in der Darmschleimhaut.[274]

MSM unterstützt die Fettverdauung.

MSM unterstützt die unverzichtbaren Darmbewohner beim Aufbau stabiler Abwehrzonen. Und genau diese Unterstützung hat der moderne Mensch auch bitter nötig. Wie sehr diese Zone unter Druck geraten ist, zeigt die Tatsache, dass es verschiedenen Substanzen und Stoffwechselszenarien dauerhaft gelungen ist, nicht nur kurzfristig Lücken in der Abwehrbarriere des Darmes zu finden, sondern auch nachhaltig die „Kittsubstanzen" (sogenannte *Tight junctions*) zwischen den Darmzellen künstlich aufzulockern, sodass eine erhöhte Darmdurchlässigkeit mittlerweile zu einem risikoreichen Dauerzustand geworden ist, der als Leaky-Gut-Syndrom bezeichnet wird.[275] Sicher, Auslöser dafür gibt es viele und die Forschung hat noch lange nicht jedes Detail aufgedeckt. Schwefel spielt aber auch hier eine viel weiter reichende Rolle als bisher angenommen. Denn auch im Darm begegnen uns die bekannten Aminozucker (Glykosaminoglykane, kurz GAG, oder auch Muzinproteine), die nur über eine ausreichende Sulfatierung durch MSM als GAG-S ihre elastisch verbindende Zugfestigkeit auf die Darmzellen ausüben können, damit diese nicht so leicht ihren gegenseitigen Halt verlieren und ausreichend dicht beieinander stehen.[276,277,278]

GAG-S kleiden den gesamten Magen-Darm-Trakt aus. Dadurch wird verhindert, dass Darminhalt an der Darmwand „festkleben" kann. Eine mangelhafte Sulfatierung fördert die Darmdurchlässigkeit und Entzündungen. Dadurch gelingt es bestimmten entzündungsfördernden Botenstoffen, die sonst nur auf der Oberfläche existieren, in die Tiefe vorzudringen und die Sulfatproduktion zusätzlich zu sabotieren.[279] Ich hatte bereits darauf hingewiesen, dass autistische Kinder zu niedrigen Sulfatwerten im Blut neigen.[280,281]

Auch das Glückshormon Serotonin wird nahezu exklusiv im Darm hergestellt und kann nur sulfatiert im Blut zum Gehirn transportiert bzw. im übrigen Körper verteilt werden, um seine Wirkungen als Botenstoff zu entfalten.[282,283]

Zahlreiche weitere Helfersubstanzen warten im Magen-Darm-Trakt auf ihre MSM-basierte Freischaltung. So neigt das unsulfatierte Trypsinogen, ein Verdauungsenzym aus der Bauchspeicheldrüse, zu autoaggressivem Verhalten und stürzt sich nicht nur auf Nahrungseiweiße, deren Verdauung es eigentlich unterstützen soll, sondern reizt auch die eiweißreichen Zellen der Bauchspeicheldrüse und greift Darmzottenoberflächen an. Das wiederum fördert heimlich, still und leise chronische Reizzustände und proentzündliche Kettenreaktionen, die auch für die Entstehung eines Leaky-Gut-Syndroms und einer Gluten-Unverträglichkeit von Bedeutung sind.[284,285]

Infektionen mit Viren, Bakterien und Parasiten finden durch eine Schwächung der Abwehrbarrieren leichter ihren Weg ins Körperinnere. Erfreulicherweise fördert MSM auch die antiparasitäre Abwehr beispielsweise gegen Trichomonaden, Lamblien (Giardien), Fadenwürmer, Toxoplasma gondii und Kokzidien.[286]

Ein weiterer Hinweis auf die essenzielle Bedeutung von MSM für uns Menschen ist die Symbiose, in der wir mit unseren Darmbakterien leben, die uns im Falle eines Versorgungsengpasses wenigstens mit kleinsten MSM-Mengen zur Sicherung eines Minimalbedarfs versorgen. Ähnlich wie bei den B-Vitaminen besteht also auch für MSM die Möglichkeit, auf die bakterielle Darmproduktion zurückzugreifen – jedoch bei Weitem nicht in ausreichender Menge.[287] Dort, wo es bereits in der Speiseröhre (Refluxösophagitis oder GERD), Magen (Gastritis) oder Darm (Colitis) zu Entzündungen gekommen ist, sind diese MSM-Reservekapazitäten für eine Minimalversorgung bereits erschöpft. Jedoch kann MSM bei regelmäßiger Einnahme auch in diesen Fällen unterstützend wirken und mehrere entzündungsfördernde Faktoren bremsen, die zur Entstehung und Aufrechterhaltung von Schleimhautentzündungen des Magen-Darm-Traktes beitragen.[288,289,290] Bei längerfristiger Einnahme wirkt sich MSM oft auch positiv auf den Glutathionspiegel in den Schleimhautzellen aus. Der Ausgleich eines Glutathionmangels ist die unabdingbare Voraussetzung für eine Heilung. Glutathion stellt die dringend benötigte Zellenergie bereit und ist bei jeder entzündlichen Schädigung der Schleimhautbarriere des Magen-Darm-Traktes deutlich erniedrigt.[291]

Darum MSM:

- MSM unterstützt die Bildung von Verdauungsenzymen.
- MSM kann eine Kasein- und Glutenunverträglichkeit mildern.
- MSM fördert die Fettverdauung.
- MSM unterstützt eine gesunde Darmflora.
- MSM bremst das Leaky-Gut-Syndrom.
- MSM fördert die Festigkeit der Zellverbände in der Darmschleimhaut.
- MSM fördert die Schleimauskleidung des Darmes.
- MSM besitzt antiparasitäre Eigenschaften.
- MSM wirkt antientzündlich im gesamten Magen-Darm-Trakt.

KAPITEL 21

MSM und Schlaf – der Schlüssel zur Gesundheit

Regelmäßig, ausreichend lange und tief zu schlafen mit vielen Traumphasen, ist ein wahrer Jungbrunnen und eine der entspannendsten Investitionen, um sich lange bester Gesundheit zu erfreuen. Heute ist das Gegenteil leider allzu oft der Fall und wohl eher die Norm als eine gesellschaftliche Ausnahme.[292] Ein Blick auf die folgende Tabelle zeigt Ihnen, ob Sie die empfohlene Schlafzeit einhalten:[293,294]

	Durchschnittsalter	**Schlafzeit**
Neugeborene	0-3 Monate	14-17 Stunden
Säuglinge	4-11 Monate	12-15 Stunden
Kleinkinder	1-2 Jahre	11-14 Stunden
Vorschulkinder	3-5 Jahre	10-13 Stunden
Schulkinder	6-13 Jahre	9-11 Stunden
Teenager	14-17 Jahre	8-10 Stunden
Junge Erwachsene	18-25 Jahre	7-9 Stunden
Erwachsene	26-64 Jahre	7-9 Stunden
Ältere Erwachsene	65 und mehr Jahre	7-8 Stunden

Seit Mitte der 1950er-Jahre das Neurohormon Melatonin entdeckt wurde, gewann die Schlafforschung viele neue wichtige Erkenntnisse. Zwar zogen sich manche

Wissenschaftler enttäuscht zurück, als sie erkannten, dass Melatonin kein simpel zu handhabendes, natürliches und zugleich kommerziell verwertbares Schlafmittel sein wird, aber ein stetig wachsender und weltweit forschender Kreis von enthusiastischen Wissenschaftlern hat das riesige Wirkpotenzial von Melatonin erkannt und fördert mit großem Eifer immer neue und faszinierende Erkenntnisse zutage.[295] Als gesichert gilt, dass Melatonin:[296,297,298]

- nicht nur ausschließlich in der Zirbeldrüse produziert wird, sondern an vielen Stellen im Körper, unter anderem im Darm, in den Augen und den Immunzellen,
- ein Produkt der Mitochondrien ist,
- stark antioxidativ wirkt,
- die Schlafbereitschaft und die wohl wichtigste Schlafphase, die Traumphase (REM-Schlaf) fördert,
- ausgeprägte antientzündliche Fähigkeiten besitzt,
- die Regeneration von Nervenzellen ankurbelt,
- schmerzdämpfend wirkt,
- die Nervenzellen vor oxidativem Stress schützt,
- die Glutathionbildung stimuliert,
- Herz und Nieren schützt,
- den natürlichen Blutdruckrückgang in der Nacht fördert,
- die Mitochondrien in den Nervenzellen unterstützt,
- beschleunigte Alterungsprozesse bremsen kann,
- das Immunsystem ausgleichend unterstützt,
- Genschalter (sogenannte Sirtuine) aktiviert, die die Entstehung chronischer Erkrankungen mit vorzeitigen Alterungsprozessen hinauszögern,
- den Energieverbrauch des Körpers mitsteuert und bei einem Melatonin-Mangel leichter Übergewicht entsteht,
- im Fall eines Mangels Insulinresistenz und Typ-2-Diabetes fördert,
- das Konzentration- und Erinnerungsvermögen steigert,
- die Freisetzung von Stammzellen zur Erneuerung von Hirnzellen aus dem Hippocampus fördert sowie
- als Taktgeber viele Körperprozesse steuert und vieles andere mehr.

All diese wunderbaren Funktionen und Eigenschaften kann Melatonin nur dann leisten, wenn es ausreichend sulfatiert worden ist. Ohne die Unterstützung durch MSM erschöpfen sich seine Wirkungen jedoch vorzeitig oder kommen gar nicht erst voll zur Geltung. Nur mithilfe von MSM als organische Schwefelquelle kann Melatonin aktiv werden. Gerade das sulfatierte Melatonin (Melatoninsulfat, Melatonin-S) dringt mühelos von der Zirbeldrüse zum dritten Ventrikel vor und verteilt sich von dort über das Kanalsystem des Hirnwassers in die verschiedenen Funktionsbereiche des Gehirns.[299] Neben seinem eigenen Wirkspektrum fungiert Melatonin-S wahrscheinlich auch als Transportprotein für Sulfate, möglicherweise im ganzen Körper.[300,301]

Wenn wir nach der Einnahme von MSM lebhafter träumen, weniger unter Schmerzen und Entzündungen leiden, besser schlafen und möglicherweise leichter unser Wohlfühlgewicht halten können, liegt das sicherlich *auch* daran, dass unser Melatonin-S-Regelsystem vom Sulfat-Nachschub profitiert, der durch MSM kräftig angeregt worden ist.

Viele Erkrankungen des zentralen Nervensystems haben einen Sulfatmangel als gemeinsame Ursache.[302] Dazu habe ich in diesem Buch bereits zahlreiche Beispiele wie Alzheimer, Parkinson und Autismus genannt.[303] Viele Betroffene leiden zudem unter selteneren REM-Phasen und anderen Schlafstörungen. Als unverzichtbarer Bestandteil der extrazellulären Matrix, also des Gewebes zwischen den Nervenzellen, und für den Transport, die Bereitstellung und Balancierung, z. B. von Serotonin-S, Dopamin-S und DHEA-S, ist eine kontinuierliche Schwefelversorgung unabdingbar.

> MSM sorgt u. a. für die elastische Aufhängung und Verknüpfung von Nervenzellen, für die Kommunikation von Zelle zu Zelle über den Ionenaustausch sowie für Regeneration und Pflege von Nervenzellendigungen und Verbindungen.

Nur eine regelmäßige Einnahme von MSM kann unter den heutigen Lebensbedingungen den notwendigen Nachschub mit Sulfaten gewährleisten. Dieser findet bei den meisten Menschen bislang überwiegend auf dem Niveau einer Notversorgung statt, was den Körper oftmals zum Raubbau an sich selbst und zum Diebstahl von Sulfatverbindungen aus weniger wichtigen Organsystemen zwingt (z. B. vom Gelenk in die Gefäße, aus der Haut in den Darm, aus den Haaren ins Gehirn usw.) So entsteht Krankheit durch eine Mangelverwaltung!

Darum MSM:

- MSM aktiviert Melatonin (Melatonin-S) und fungiert als „Meister-Assistent" von Melatonin.
- MSM fördert Melatonin und Melatonin fungiert als Sulfat-Verteiler im ganzen Gehirn.
- MSM fördert den REM-Schlaf, der extrem wichtig ist für die psycho-physische Regeneration.
- MSM hilft, den Set-Point für das optimale Wohlfühlgewicht zu finden.

KAPITEL 22

MSM für Blase und Nieren

„Unten dicht, oben klar, das wär‘ im Alter wunderbar!“ So oder so ähnlich hörte ich so manchen jugendlichen Stoßseufzer, in der Hoffnung, dass es ihm einmal besser ergehen möge. Tatsächlich steigert sich die Miktionsfrequenz, also die Häufigkeit des Wasserlassens, mit zunehmendem Alter. Denn neben der reinen Trinkmenge bestimmen Hormone und zahlreiche andere Faktoren die Menge und Frequenz des Urinierens. Ein wichtiger Aspekt findet oft wenig Beachtung: Neben einer häufig rückläufigen Filtrationsleistung der Nieren (die Hauptgründe sind Bluthochdruck, Typ-2-Diabetes, überkalorische Ernährung mit saurer Stoffwechsellage) nimmt vor allem auch die Elastizität und Flexibilität der Harnblasenschleimhaut und ihrer Muskulatur mit dem Alter ab. Diese Fähigkeit zur Dehnbarkeit und Spannkraft wird ganz besonders von Umfang und Stärke des Netzwerks aus sulfatierten Glykosaminoglykanen (GAG-S) innerhalb dieser Gewebe bestimmt. Wie sehr wir „unten dicht“ sind, bestimmt also auch das Maß an sulfatiertem Blasengewebe.

Ich vermute, dass die meisten im Alter zu beobachtenden Störungen, die im Zusammenhang mit Sulfatmangel auftreten, eigentlich nur Ausdruck einer sich ständig verschärfenden Mangelsituation aus jüngeren Jahren sind. Eine Vernachlässigung des Schwefelthemas in der Jugend baut mit der Zeit immer größere Gesundheitsprobleme im Alter auf. Besinnt man sich rechtzeitig auf die vielfältigen positiven Eigenschaften von Schwefel, können junge Erwachsene dafür sorgen, sich einen elastischen Gesamtorganismus bis ins hohe Alter zu erhalten. Wenn es also in Studien heißt, dass die Blasenkapazität mit dem Alter abnimmt, so drückt sich darin eben auch das nicht zufriedenstellende Ergebnis eines Defizits über einen langen Zeitraum aus. Ist genügend schwefelgesättigtes Zellgewebe vorhanden, verfügen die

Harnwege auf der Oberfläche ihrer Schleimhaut über eine stabile elastische Abwehrbarriere. Elastizität ist deshalb wichtig, weil sich die Harnblase im schlimmsten Fall auf bis zu 1500 ml Fassungsvermögen (Autobahnstau!) ausdehnen muss. Der eigentliche Harndrang entsteht bei Frauen ab 250 bis 500 ml, bei Männern zwischen 350 und 750 ml.[304] Die Urinsammlung, der Urinfluss, der niedrige Urin-pH-Wert, die geschlossene Schleimhautschicht mit angepasster Sekretion der Schleimhautzellen und spezifische antimikrobielle Schutzmechanismen stellen natürliche Herausforderungen an das Abwehrsystem der Harnwege. Schwangerschaft, Klimakterium, Diabetes, Sexualpraktiken, neurologische Erkrankungen, Stress, Hormonstörungen, niedrige Temperaturen und mangelnde Hygiene sind weitere Stressoren, die zumeist akut infektiösen Verletzungen der Schleimhaut Vorschub leisten können.

Der Schutzfilm auf der Blasenwand wird von einem dichten sulfatierten Glykosaminoglykan-Netz (GAG-S) ausgebildet, sodass Mikroorganismen und andere schädliche Substanzen nicht in direkten Kontakt mit der Harnblasenschleimhaut kommen. Bei Defekten des Netzwerkes aus GAG-S im Blasengewebe gelingt es schädigenden Urinbestandteilen, diese erste Verteidigungslinie zu überwinden und einen konstanten Entzündungsprozess aufrechtzuerhalten. Bei häufig aufeinander folgenden Infektionen können sich schwerwiegende Krankheitsbilder mit chronischen und oft tieferreichenden Entzündungen entwickeln. Neben Bakterien finden zahlreiche andere Schadsubstanzen wie Mikrokristalle, Harnstoff, Ionen und Proteine Zugang zu tieferen Blasenschichten und können sich auf Dauer auch ohne bakteriell infektiösen Anlass zu äußerst schmerzhaften Entzündungen verselbstständigen. Sie zwingen die Betroffenen zu extrem häufigen und schmerzhaften Toilettengängen (mehr als 60 pro Tag). Wir sprechen dann von einer interstitiellen Zystitis, deren Behandlung viele Ärzte vor große Herausforderungen stellt.[305] Im Zweifelsfall kann eine direkte Installation (also eine Einbringung, zum Teil mit speziellen Hilfsmitteln) von GAG-S aussichtsreich sein.[306,307]

Ich kann MSM als Zusatzmaßnahme bei jeder Form der Blasenentzündung nur dringend empfehlen. MSM erneuert die GAG-S-Netzwerke, fördert eine verletzungsfreie Dehnbarkeit, bekämpft Entzündungen, fördert die Wundheilung und stärkt und erneuert dadurch nachhaltig die lokale Abwehr in der Blase.[308] Auch bei diabetisch bedingter Niereninsuffizienz besteht die Aussicht, dass MSM zusammen mit dem Abbau progressionsfördernder Risiken (Blutdruck, Blutzucker, Ernährungsfehler, Bewegung, Stressmanagement, Entgiftung) den Krankheitsverlauf zumindest bremsen kann.[309]

Darum MSM:

- MSM hilft über die GAG-S-Bildung die Infektionsresistenz der Blase zu erhöhen.
- MSM fördert die lokale Abwehrfunktion der Blasenschleimhaut.
- MSM fördert die Dehnbarkeit und Elastizität der Blase.
- MSM fördert die Wundheilung bei verletzter Blasenschleimhaut.

KAPITEL 23

MSM: Wenn das Immunsystem die Selbsttoleranz verliert

Meine Erfahrungen mit MSM bei Patienten mit Autoimmunerkrankungen sind überwiegend sehr positiv. Meine Patienten haben bereits verstanden, dass ein tiefgreifender und nachhaltiger Umschwung in Richtung Gesundheit am besten mit einer Veränderung des Lebensstils zu erreichen ist. Das bedeutet grundsätzlich, dass ehrgeizige gesundheitliche Ziele sich nicht erreichen lassen, indem einfach nur ein Nahrungsergänzungsmittel geschluckt wird und alle offenkundigen Einfallstore im Lebensstil, die zur Schwächung der Gesundheit beitragen, ungeprüft belassen werden.

Verliert unser Immunsystem die Selbsttoleranz und beginnt verstärkt Antikörper gegen sich selbst zu bilden, so sprechen wir von Autoimmunerkrankungen, die die Lebensqualität stark einschränken und mitunter sogar die Lebenszeit verkürzen können. Es handelt sich um eine ernst zu nehmende gesundheitliche Herausforderung. Sie verlangt viel Können von den behandelnden Ärzten und viel Engagement von den Betroffenen, denn ohne sich selbst um das Aufdecken und Reduzieren bzw. Abstellen von Krankheitsauslösern zu bemühen, ist der Progress oft nur mit erheblich nebenwirkungsbelasteten Medikamenten zu bremsen, und das zumeist auch nur zeitlich begrenzt. Andererseits habe ich – eingebunden in eine mehrstufige Gesundheitsschulung mit MSM – bei der Mehrheit der Patienten langfristig außerordentlich erfreuliche Verläufe erlebt, die mich grundsätzlich hoffnungsfroh stimmen.

Unser Körper produziert ständig sogenannte natürliche Antikörper (NAA, englisch *natural autoantibodies*).[310] Sie werden nicht erst als Reaktion *nach* einem Kontakt mit einem potenziell gefährlichen Schadstoff (Antigen: Viren, Bakterien, Parasiten, diverse toxische Fremdstoffe) als Spezialisten gebildet, sondern bilden schon im Vorfeld einen wichtigen Teil der allgemeinen ersten Abwehrlinie. Da sie zur unspezifischen Abwehr gehören, patrouillieren sie auch eher unspezifisch im Blut, der Lymphe, dem Pischinger-Raum und den Organen. Die Unterscheidung zwischen körpereigenen und körperfremden Stoffen fällt den spezialisierten Antikörpern natürlich leichter, denn sie werden *nach* dem Kontakt mit einen Eindringling speziell zu dessen künftiger Abwehr produziert. Sie wissen also, was zu tun ist und kennen den Feind. Anders ergeht es den NAA – lassen Sie mich die folgenden komplizierten Prozesse bildhaft szenisch vereinfacht darstellen:

Natürliche Antikörper (NAA) müssen mit größtem Fingerspitzengefühl schnelle Tatsachenentscheidungen treffen – und liegen damit nicht immer richtig (Schiedsrichter kennen das Dilemma). Eigentlich kümmern sie sich im Alltag unter anderem um die Beseitigung von verbrauchtem Zellmaterial (Reste von Proteinen, Kohlenhydraten, Fetten, Blutkörperchen sowie abgenutzte Insulintrümmer usw.), doch gelegentlich fallen auch gesunde Zellen einer übereifrigen Beseitigungsattacke zum Opfer. Weil beispielsweise andere Reinigungsinstanzen „geschlampt" haben und sich an der äußeren Zellwand des unschuldigen Opfers noch Reste eines letzten Abwehrkampfes befinden, wird die NAA nervös und beseitigt nach dem Motto „sicher ist sicher" die ahnungslose Zelle ohne Rückfrage sofort und radikal. Gelegentlich gibt es auch noch „aufgebrachte" illoyale Botenstoffe in der Umgebung, die die NAA „anfeuern" und dazu anspornen, „es" unbedingt hier, jetzt und gleich zu erledigen.[311] Hierauf gehe ich später nochmals ein.

Führen wir uns den von mir bereits erwähnten (vgl. Kapitel 13, S. 95) Aufbau von Antikörpern vor Augen, so fallen sofort die beiden flexiblen Molekülbrücken aus Schwefel (Disulfidbrücken) auf, die für die Funktion der Antikörper von grundlegender Bedeutung sind. Die mengenmäßige Präsenz von Immunzellen und Antikörpern nimmt mit chronischem Stress und zunehmendem Alter ab. Als zusätzlich belastenden Faktor sollten Schwefelengpässe im Aufbau von Abwehrzellen unbedingt ausgeschlossen sein. Allein deshalb ist MSM schon unverzichtbar, nämlich als Grundlage für einen gesunden Aufbau des Immunsystems. Eine Situation, in der das Knochenmark dem Körper signalisiert, dass es zwar unter einem Schwefelmangel leidet, aber dennoch Antikörper mit nur einer (statt zwei) Disulfidbrücken liefern könnte, ist schlicht undenkbar. Solche deformierten unelastischen Antikörperknäuel würden noch mehr Schaden anrichten und hätten keinerlei Gewinn für das Immunsystem.

Bei den Ursachen für Autoimmunerkrankungen fällt zunächst auf, dass in den meisten Fällen eine multigenetische Veranlagung besteht, die zwar weitervererbt wird, aber nicht zwingend zum Ausbruch kommen muss. Eine Reihe von Faktoren kommen für das Freischalten der belasteten Gene besonders infrage:[312,313]

1. *Nikotinabusus*: Rauchen erhöht das Risiko für eine Lupus-erythematodes-Erkrankung deutlich. Das Risiko des Ausbruchs einer HLA-positiven rheumatoiden Arthritis erhöht sich durch regelmäßiges Rauchen sogar um das 21-Fache.
2. *Infektionen und chronische Entzündungen mit oxidativem Stress*: Während einer schweren Virusinfektion, wenn der Körper mit dem Abwehrkampf und dem gleichzeitigen Abräumen aller Trümmer auf dem Schlachtfeld überfordert ist, kann es zu einer Verwechselung von ungefährlichen Virusresten und angreifendem Virus kommen. Dann richtet sich eine zusätzliche Attacke gegen die Zellen, die den Virusangriff zwar bereits überstanden, aber noch ein paar Virustrümmer „vor der Tür im überquellenden Mülleimer" stehen haben. Unter ungünstigen Umständen wird ein nicht mehr zu stoppender dauerhafter Abwehrkampf entfesselt und ganze Organfunktionen gehen zugrunde (z. B. Typ-1-Diabetes).
3. *Impfungen*: Sowohl die Art eines Impfstoffes als auch die beigemischten Zusatzstoffe müssen – wie bei allen Medikamenten – sorgfältig betrachtet werden. Zwar ist der prinzipielle Ansatz durchaus bewährt und ethisch einwandfrei, aber auch dieses eigentlich gute Image darf nicht überstrapaziert werden. In Anbetracht der zunehmenden Profitorientierung des Gesundheitswesens muss man den Verdacht hegen, dass das gute alte Impfwesen zu einem skrupellosen Geschäftsmodell verkommt und mit Abkürzungen bei Testverfahren und genmanipulierten Impfstoffen seinem absurden Stilblüten-Höhepunkt entgegenstrebt. Bei Impfungen muss der Grundsatz der Verhältnismäßigkeit unbedingt gewahrt und eine äußerst sorgfältige und transparente Risiko-Nutzen-Analyse durchgeführt werden, denn es gilt der ärztliche Grundsatz *primum non nocere* (lat. für „erstens nicht schaden"). Bei der Durchsicht der Literatur musste ich staunen, wie oft es positive Zusammenhänge zwischen der Entwicklung von Autoimmunerkrankungen und Impfungen gibt.[314,315]
4. *Ernährungsfehler*: Eine entzündungsfördernde Ernährung ist ein anerkannter Auslöser für nahezu alle chronischen Erkrankungen und natürlich auch für Autoimmunerkrankungen. Der durchschnittlich sehr hohe Kalorienanteil an ultraverarbeiteten Lebensmitteln, die täglich verzehrt werden, beträgt besorgniserregende 60 Prozent – mit steigender Tendenz.[316] Ein Mangel an Nährstoffen trotz hoher kalorischer Dichte ist typisch für diese Kunstprodukte, die sich eigentlich nicht mehr Lebensmittel nennen dürften. Der Gehalt an entzündungshemmendem

Magnesium, Omega-3-Fettsäuren oder Spurenelementen bleibt auf der Strecke. Auf Dauer werden zahlreiche oxidative und inflammatorische Prozesse gestartet, die sich gegenseitig stimulieren und zahlreiche entzündungsfördernde Zytokine und andere Botenstoffe aktivieren.[317] Diese neigen nicht selten dazu, die NAA zu fehlerhaften Übergriffen auf gesunde Zellen zu animieren – mit erheblicher Gefährdung der Selbsttoleranz des Immunsystems.

5. *Chronische Belastung mit künstlichen Chemikalien*: Organochlorpestizide, Insektizide, Herbizide (wie das wirklich absolut überall präsente hochgefährliche Glyphosat), Dioxide, bromierte Flammschutzmittel, Haushaltsreiniger und Haarfärbemittel – die Liste könnte noch seitenlang fortgeführt werden –, stehen erwiesenermaßen mit der Entstehung von autoimmunologischen Erkrankungen in einem klaren Ursache-Wirkung-Zusammenhang.
6. *Schwermetalle*: Zahlreiche Studien belegen den Zusammenhang zwischen toxischen Schwermetallen und Autoimmunerkrankungen. Dazu gehören u. a. Quecksilber, Kadmium, Blei, Aluminium und Nickel.
7. *Chronischer Stress*: Die psychoneuroimmunologische Forschung hat den Zusammenhang zwischen körperlichen und seelischen Belastungen und dem Auftreten erster Symptome einer autoimmunen Erkrankung schon vor langer Zeit eindeutig belegen können: Anhaltender Stress schwächt das Immunsystem, destabilisiert sein Gleichgewicht und fördert das Entstehen von Autoimmunerkrankungen.
8. *Leaky-Gut-Syndrom*: Lücken in der Darmbarriere erleichtern die unerwünschte Passage von Bakterien, Toxinen und Nahrungsantigenen, um nur einige zu nennen. Hinter der „löcherigen" Barriere lösen sie Abwehrreaktionen, oxidativen Stress und anhaltende Entzündungen aus. Da es meist chronisch überfordert ist, schafft das Immunsystem es nicht mehr, die Dauerangriffe fehlerfrei zu parieren. Abwehrfehler schleichen sich ein und das Immunsystem läuft Gefahr, die Kontrolle über die eigene Steuerung zu verlieren. Dies sind ideale Bedingungen für die Entstehung von autoimmunen Störungen.[318]
9. *Hormone*: Etwa 80 Prozent all jener, die unter einem Verlust der Selbsttoleranz des Immunsystems leiden, sind Frauen. Die Verbindungen zwischen Nervensystem, Sexualhormonen und Immunsystem führen auffällig oft bei Frauen zu Störungen mit tiefgreifenden autoimmunen Entgleisungen in der Balance ihrer Abwehrkräfte.

In der Regel verbinden sich viele der oben genannten Auslöser zu einem ganzen Komplex von Ursachen, weshalb die diagnostische Analyse oft in eine Sisyphusarbeit ausufern kann. Glücklicherweise deckt das Wirkspektrum von MSM beinahe alle oben beschriebenen Situationen mit praktischen Vorteilen ab. MSM kurbelt die antioxidativen Kräfte an, wirkt antientzündlich (Punkte 2-8), unterstützt die Entgiftung (Punkte 5-6), fördert die Funktion natürlicher Körperbarrieren und das hormonelle Gleichgewicht (Punkte 8-9).[319,320]

Wie bereits im Kapitel über die Hormone (vgl. S. 89) dargelegt, benötigen diese Botenstoffe dringend eine Verbindung mit Schwefel, die sogenannte Sulfatierung. Diese ist eine wesentliche Voraussetzung für das reibungslose Funktionieren des riesigen Orchesters von Hormonsolisten in unserem Körper. MSM leistet hier einen wesentlichen Beitrag und sichert die Versorgung mit organischem Schwefel für die Sulfatierung.[321] Denn bei vielen Patienten mit Autoimmunerkrankungen ist die Möglichkeit, Schwefel aus Aminosäuren zu gewinnen, zum Teil erheblich reduziert. Deshalb muss unbedingt für eine zuverlässige Schwefelquelle gesorgt werden, denn diese Patienten sind essenziell auf eine höhere Schwefelzufuhr angewiesen, um ihre Krankheitssymptome so weitgehend wie möglich zu reduzieren. MSM ist hier nicht nur als *eine* Möglichkeit, sondern geradezu als *die* einzig sinnvolle Lösung zu betrachten. Andernfalls werden die nicht selten aufopferungsvollen Bemühungen von Betroffenen und ihren Angehörigen, die Krankheit erfolgreich zu bekämpfen, nicht in dem Maße von Erfolg gekrönt sein, wie es dem Umfang ihres Engagements entspricht.[322,323] Gleiches gilt für neurodegenerative Erkrankungen wie Alzheimer und Parkinson.[324]

Darum MSM:

- MSM stabilisiert die Toleranz des Immunsystems dem eigenen Körper gegenüber und bremst Autoimmunerkrankungen.
- MSM fördert eine gesunde Antikörperfunktion durch Stabilisierung der Schwefelbrücken.
- MSM hilft, nahezu jeden Anlass, der zu einer autoimmunologischen „Entgleisung" des Abwehrsystems führen könnte, zu entschärfen oder zu beruhigen.

KAPITEL 24

MSM bei Krebserkrankungen

Es gibt nur wenige Diagnosen, die so einschneidend und lebensverändernd sind wie Krebs. Ich habe viele Menschen mit dieser Diagnose erlebt und einige auch begleitet, behandelt und gemeinsam mit ihnen nach sinnvollen Wegen gesucht. Einige Menschen drohen zunächst aus ihrem vertrauten Lebensgefühl ins Unendliche zu stürzen, beklagen das schockierende Gefühl, als hätte man ihnen den Boden unter den Füßen weggezogen. Neben der Erkrankung machen ihnen auch Ängste und Depressionen zu schaffen. Nicht wenige machen sich Vorwürfe und glauben, versagt zu haben. Oder sie leiden unter Schuldgefühlen, die von außen an sie herangetragen werden. Manche finden einen Ausweg und lernen, sich der Herausforderung zu stellen. Andere verharren in einer Art Verleugnung und versuchen, ihre bedrohliche Gefühlswelt abzuspalten. Entweder sie verweigern sich total oder sie stürzen sich sofort in eine Behandlung (nach der anderen), reagieren mit einer Art hyperaktivem Eifer, gönnen sich keine Zeit und hinterfragen wenig. Mit etwas Abstand betrachtet, habe ich oft erlebt, dass Betroffene auf eine typische Weise reagieren, nämlich so, wie sie bis zum Tag der Diagnose gelebt haben. Wie Patienten mit einer Krebsdiagnose umgehen, ist ihre ganz persönliche Entscheidung und sollte, dass gilt vor allem auch den Angehörigen und behandelnden Ärzten und Therapeuten, aufrichtig – offen bleibend – respektiert werden.

Krebs kann prinzipiell jeden Menschen treffen, jederzeit. Die Ursachen sind so komplex und vielfältig, dass niemand behaupten kann, er habe alle Faktoren unter Kontrolle. Übermäßige Selbstvorwürfe wirken sich bei einer Krebstherapie nur hinderlich aus. Und Krebs betrifft alle Ebenen des menschlichen Seins. Gerne erinnere ich mich an einzelne Patienten, die sich aufgemacht haben, die Krise zu nutzen. Sie schufen sich ein Netzwerk aus Therapeuten, das ihnen nicht nur sinnvoll erschien, sondern das ihnen, neben dem therapeutischen Progress, auch die tiefe Befriedigung eines mehr selbstverantwortlichen Umgangs mit ihren Lebensthemen vermittelte. Hierfür reicht die unreflektierte Einnahme eines Nahrungsergänzungsmittels nicht aus – und es ist einerlei, ob es sich dabei um MSM oder andere Substanzen handelt, auch Nahrungsergänzungsmittel sollten in dieser Lebenssituation belastbaren Begründungen und Überlegungen entspringen. Natürlich ist MSM als Teil eines ganzheitlichen Konzeptes zur Überwindung von Krebs sehr sinnvoll. Zahlreiche Studien untermauern die Möglichkeiten von MSM zur positiven Beeinflussung einer Krebserkrankung.[325,326,327,328] Es existieren sogar wissenschaftliche Hinweise, dass MSM bei chemotherapeutischer Intervention zur Bekämpfung von Brust- und Gebärmutterkrebs synergistische Wirkungen entfalten kann.[329,330]

Nach belastenden Therapien ist die Regenerationskraft der gesunden Zellen durch oxidativen Stress und Entzündungen besonders herausgefordert und unbedingt zu unterstützen.[331] Schließlich ist die letztlich den Tumor überwindende Kraft nur von einem gesunden Immunsystem zu erwarten. Die Heilung hat ihre Wurzeln im Gesunden, nie allein in den Therapien. Hier kann MSM wertvolle Dienste zur Verbesserung der Entgiftung und Stärkung gesunder Zellen leisten.[332,333,334]

Die Notwendigkeit zur Entgiftung ist natürlich auch bei der Eingrenzung möglicher Ursachen ganz besonders wichtig, da heutzutage eine Belastung mit Umweltgiftstoffen als (Mit-)Ursache sehr wahrscheinlich ist.[335] Viele der klassischen Therapieangebote strapazieren leider auf fahrlässige Weise den oft schon überforderten zellulären Entgiftungsstoffwechsel der Patienten zusätzlich. Insgesamt empfehle ich MSM gerne, denn es hat einen absolut berechtigten Platz als wichtiges Puzzleteil in jedem ganzheitlichen Behandlungsplan.

Darum MSM:

- MSM kann eine Reihe von krebshemmenden Wirkungen erzeugen.
- MSM könnte auch begleitend zu einer Chemotherapie oder antihormonellen Therapie eingenommen werden.
- MSM kann die Regenerationskraft und Entgiftung gesunder Zellen nach belastenden Therapien unterstützen.
- MSM ist ein wichtiges Puzzleteil in jedem ganzheitlichen Behandlungsplan zur Bekämpfung von Krebs.

KAPITEL 25

MSM – gesunde Schönheit von innen

Die Haut ist das größte Organ unseres Körpers und soll uns unter anderem vor äußeren oxidativen Stressoren, Giftstoffen und Krankheitserregern schützen. Sie wird von innen ernährt und mit allem versorgt, was sie braucht, um diese Schutzfunktion zu erfüllen. Dabei kann sie natürlich auch äußerlich unterstützt werden.[336] Übermäßige Sonnenexposition, Luftverschmutzung, Rauchen, Fehlernährung, chronischer Stress, mangelhafter Schlaf, extreme Temperaturen und belastende Kosmetika setzen der Haut auf Dauer sehr zu, überfordern ihre Möglichkeiten zur Reparatur und Selbstregeneration und beschleunigen Alterungsprozesse.[337] Überbordender oxidativer Stress führt zu stillen Entzündungen, die schließlich in Mikrovernarbungen übergehen. Narben sind unelastische Verkürzungen ehemals elastischer Hautbestandteile. Ihre positive ästhetische Beeinflussung hängt vom Schweregrad der Schädigung ab und ist oft über rein äußerliche Interventionen nur sehr schwer zu erreichen.

Betrachten wir die Haut mit ihren verschiedenen Strukturschichten:

Die äußere, dünnere Schicht wird *Epidermis* genannt. Hier sorgt Keratin zusammen mit Cholesterinsulfat für einen elastischen Festigkeitswiderstand, der vor allem auch dem Schutz vor toxischen Substanzen und infektiösen Erregern dient (Barrierefunktion).

- Im breiten Teil darunter, der *Dermis* (Lederhaut), konzentrieren sich neben Cholesterinsulfat größtenteils das hochzugfeste Kollagen – zusammen mit einigen Bindegewebszellen (Fibroblasten), die zur Neuproduktion von Kollagen in der Lage

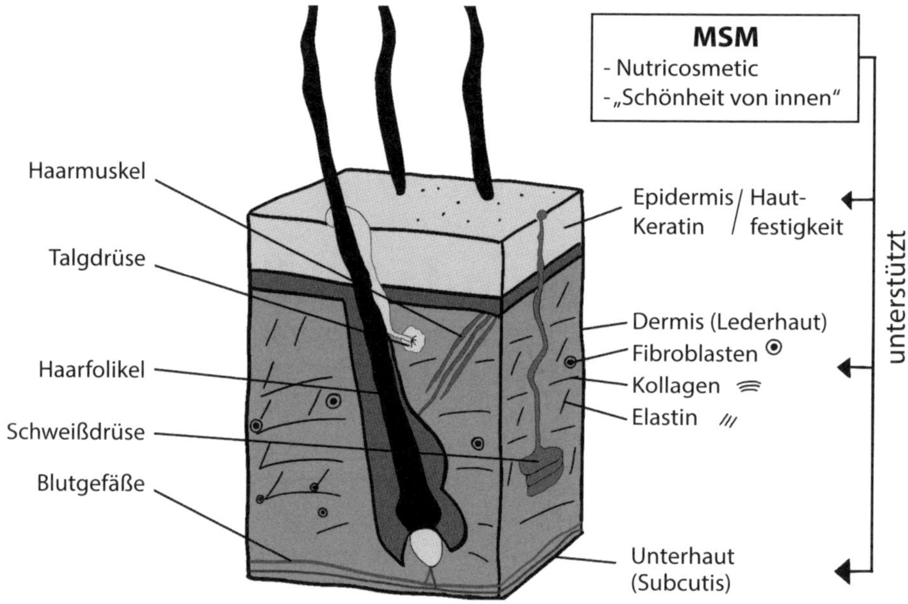

sind –, sowie Elastin, das sich mit Kollagen hervorragend ergänzt und die sich beide gegenseitig unterstützen. Der altersgemäße Abbau oder vorzeitige oxidative Verlust an Kollagenstruktur vermittelt sich klassischerweise über die Faltenbildung.

- Verlieren wir an Elastinkraft, dann beginnt die betroffene Hautpartie schlaffer zu werden, durchzuhängen und abzusinken.
- Meist liegt eine Mischung aus oxidativer Kollagen- und Elastinverletzung vor. Verstärkt wird das für viele Menschen heute so wichtige faltenfreie äußere Ideal durch den Rückgang der wasserspeichernden Hyaluronsäure.
- MSM entfaltet gleichmäßig auf *alle Hautschichten* und ihre straffenden Strukturelemente (Kollagen, Elastin, Hyaluronsäure und Keratin) von *innen* heraus seine aufbauenden und regenerierenden Wirkungen – auch für Haare und Nägel!

Kürzlich erschien zur Wirkung von MSM und Zeichen der Hautalterung nicht nur das interessante Ergebnis einer Studie mit Kontrollgruppe, sondern auch ein Interview mit der Studienleiterin Neelam Muizzuddin, das ich hier übersetzt habe:

„Was mich selbst am meisten an den Ergebnissen unserer Untersuchungen überraschte, war die wirksame Faltenreduktion durch MSM, was ja das sichtbarste und zugleich bedeutendste Zeichen von Alterung überhaupt ist“, so Dr. Neelam

Das Phänomen Hautalterung in Auszügen:[338]

- Die Zellerneuerung verlangsamt sich und damit auch die Wundheilung.
- Die Epidermis wird dünner, das Risiko für Hautverletzungen nimmt zu.
- Dunkle Pigment*flecken* nehmen zu, die Fähigkeit zur ästhetisch gewünschten flächigen Pigmentierung sinkt.
- Zahl und Elastizität der Gefäße nimmt oxidativ entzündlich ab, das Risiko für blaue Flecken steigt.
- Die Versorgung mit Mikronährstoffen und die Fähigkeit zur Wärmeregulation sinken.
- Die natürliche Schuppung (Abstoßen toter Zellen) verlangsamt sich, die Haut verliert allmählich ihren jugendlichen frischen Glanz.
- Kollagen oxidiert, verkürzt sich, seine Produktion verlangsamt sich, seine elastischen Schwefelbrücken verringern sich, dadurch verliert Kollagen seine typische hochfeste Federfunktion und Falten nehmen zu (z. B. „Krähenfüße" um die Augen).
- Wasserbindende GAG-S (sie können das 1000-Fache ihres Molekulargewichts an Feuchtigkeit binden) in der Epidermis *desulfatieren*. Dadurch verlieren mikroelektrische Netzwerke aus gelhaltigen Wasserkissen den Kontakt untereinander, der Hauttonus erschlafft, die Elastizität geht zurück und feine, später tiefere Faltenlinien bilden sich.
- Elastinfasern oxidieren, die Zahl entzündlich degenerierter Elastintrümmer steigt, es bilden sich tiefe schlaffe Falten und Aussackungen (z. B. Tränensäcke).
- *Haare* und *Nägel* wachsen langsamer, Nägel verändern ihre Konsistenz, Haare werden grau, dünner (< 0,05 mm) und fallen aus (> 100/Tag).

Muizzuddin, Leiterin dieser Studie über Zeichen der Hautalterung im Gesicht und Präsidentin der *Skin Clinical Research Consultants* sowie ehemalige Mitarbeiterin der New Yorker Saint John's University. „Unsere Forschung beeindruckte mich auch deshalb, weil ich den größten Teil meiner Erfahrungen bisher mit der rein äußeren Untersuchung von Hautpflegemitteln gesammelt habe. Mit unserer Studie *Beauty from within: Oral administration of a sulfur-containing supplement methylsulfonylmethane improves signs of skin ageing* bin ich zu der Überzeugung gelangt, dass es sich um einen ganz außergewöhnlichen Weg zur Verbesserung von Schönheit handelt, da MSM hilft, die Gesundheit des gesamten Organismus zu verbessern."[339]

Es kommt nicht oft vor, dass sich Wissenschaftler so enthusiastisch zu ihren Ergebnissen äußern. Aber ich kann die Euphorie nachvollziehen. Wenn man überwiegend, wie in diesem Fall, gewohnt war, die äußere, also topische Anwendung von pflegenden Substanzen auf die Hautalterung zu untersuchen, bildet sich mit der Zeit ein etwas begrenzter Erwartungshorizont. Werden Gesichtsfalten positiv beeinflusst? Wenn ja, wie oft müssen Probanden die Testsubstanzen täglich anwenden? Bleibt es bei bloßen kaum erkennbaren positiven *Effekten*? Oder darf von deutlich *sichtbaren Veränderungen* gesprochen werden, die im Vergleich zur Kontrolle auch die statistische Hürde des Erreichens eines hohen Signifikanzniveaus nehmen? In diesem Fall von oral aufgenommenem MSM (täglich 1-3 g MSM über 16 Wochen) waren die Erwartungen wohl eher nicht so hoch. Umso erstaunlicher erschien dann das unerwartet positive Ergebnis der *äußeren* Hautverbesserung durch die *innerliche* Anwendung von MSM im Vergleich zur Placebogruppe.

Die folgenden Alterungserscheinungen der Haut wurden verbessert und untermauern die Wirkungen von MSM auf die Haut sehr eindrucksvoll:

- Verminderung der Faltentiefe
- Zunahme der Hautfeuchtigkeit
- Rückgang der Sprödigkeit
- Zunahme der Hautweichheit
- Zunahme der Elastizität
- Zunahme der Festigkeit

Über die Gründe des sehr guten Testergebnisses, dem bereits 2015 ein ähnlich erfolgreiches Studienergebnis vorausging, gibt der Studienbericht umfangreich Auskunft.[340] Demnach unterstützt und regeneriert MSM die oft erheblich überstrapazierten antioxidativen Schutzfunktionen der Haut für Kollagen und Elastin einschließlich der Steigerung der Entgiftung und Abwehr chronisch entzündlicher Prozesse.[341] MSM beeinflusst die Hautgesundheit auch über die Regulation von Genschaltern, die tiefgreifend die Erneuerung der Barrierefunktion, den Feuchtigkeitshaushalt und antientzündliche Stoffwechselreaktionen auslösen. Dazu kommen positive genetische Beeinflussungen der strukturellen Integrität der Haut, die in direktem Zusammenhang mit Alterungsprozessen stehen.[342] Ich habe schon oft gehört, dass MSM ein echtes Schönheitsmineral sei. Wie Sie sehen, gibt es dafür gute Gründe. Ich gehe jedoch noch einen ganzen Schritt weiter und möchte Ihnen MSM als ein echtes „Nutricosmetic" vorstellen. Diese englische Wortneuschöpfung aus *nutritional* und *cosmetic* beschreibt am besten, dass MSM ein *innerlich* hervorragend wirksames, nährendes Nahrungsergänzungsmittel ist, das seine faszinierende ganzheitliche Förderung der Gesundheit auch *äußerlich* deutlich zum Ausdruck bringt.

Grundsätzliche Aufgaben der Haut

1. *Schutz und Reparatur*: Rund um die Uhr ist das größte Organ des Körpers in Kontakt mit infektiösen Erregern, Schadstoffen und oxidativen Stressoren. Spezielle weiße Blutkörperchen bilden die erste Verteidigungslinie der Abwehrbarriere, um bei infektiösen Eindringlingen Alarm zu schlagen.[343] Bereits bekannte Teammitglieder des antioxidativen Schutzsystems sind unter anderm die bekannten körpereigenen Freie-Radikale-Fänger SOD, CAT, GPx und Glutathion. Hinzu kommen diverse Botenstoffe für weitere immunrelevante Kontakte, z. B. mit den natürlichen Hautbakterien. Sie alle versuchen, die Hautfunktion und Hautintegrität ständig zu erneuern (z. B. Kollagen, Elastin, GAG-S, Haare, Drüsen, Nerven- und Blutbahngewebe) und einen gesunden Fettfilm sowie pH-Wert zu erhalten und für ausreichend Feuchtigkeit zu sorgen.
2. *Entgiftung*: Das Glutathionsystem in der Zelle sorgt für die Ausschleusung von äußerlichen oder innerlichen Giftstoffen.
3. *Produktion*: In der Haut wird Vitamin D_3 erst durch Sulfatierung aktiviert, gleiches gilt für Cholesterin, das in der Haut zu Cholesterin-S sulfatiert werden muss, um die Barriere direkt vor Ort zu stabilisieren, aber auch um seine zahlreichen weiteren Funktionen im Körper entfalten zu können. Wahrscheinlich gilt die Sulfatierung in der Haut auch noch für zahlreiche weitere Hormone und andere Substanzen.
4. *Sinnesempfindungen*: Diverse Ausläufer des Nervensystems geben zusätzlich zu den Gelenkbewegungen und der Gelenkstellung im Raum ständig Auskunft über Schwingungen, Vibrationen, Temperatur, Schmerz, Druck und Beschleunigung sowie andere Reize, die auf die Haut treffen können.
5. *Wärmeregulation*: Fettgehalt, Schweißdrüsen und die Durchblutung sind wichtig für die Wärme- und Salzregulation des Organismus und helfen dabei, eine zentrale Körperkerntemperatur aufrecht zu erhalten.
6. *Ästhetisch-psychologische Funktion*: Die Haut als Ausdruck innerer und äußerer Krankheitsprozesse verfügt über die längste Tradition in der diagnostischen Medizin. In jüngerer Zeit traten Abhängigkeitsaspekte des Wohlgefühls, der emotionalen

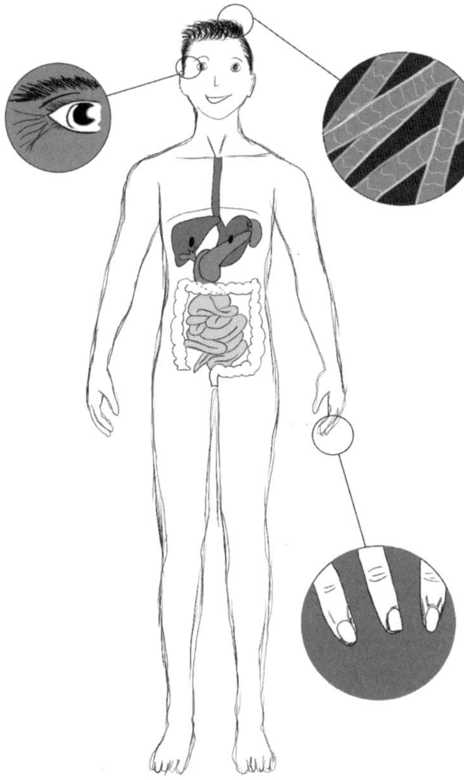

Stabilisierung und des sozialen Prestiges hinzu. Die Beschaffenheit der Haut ist für viele Menschen von außergewöhnlicher Bedeutung. Im wahrsten Sinne des Wortes *verkörpert* eine bestimmte Hautästhetik für sie Gesundheit, soziale Anerkennung und Jugendlichkeit. Biologisch jünger zu wirken oder jünger auszusehen, wird von immer mehr Menschen mit immer mehr Aufwand und unter zum Teil großen finanziellen und zeitlichen Opfern verfolgt. Bereits kleine „Fehler" im Hautbild können zu dauerhaften Unsicherheiten führen und ernsthafte negative psychische Folgen wie soziale Ängste und Depressionen heraufbeschwören.[344,345]

MSM unterstützt Ihre Haut bei all ihren unterschiedlichen Aufgaben erfolgreich und verhilft Ihnen zur Steigerung von Wohlgefühl und Gesundheit. Die Erfahrung hat gezeigt, dass sich zahlreiche chronisch entzündliche Hauterkrankungen, etwa Neurodermitis, mithilfe von MSM zumindest bessern lassen.

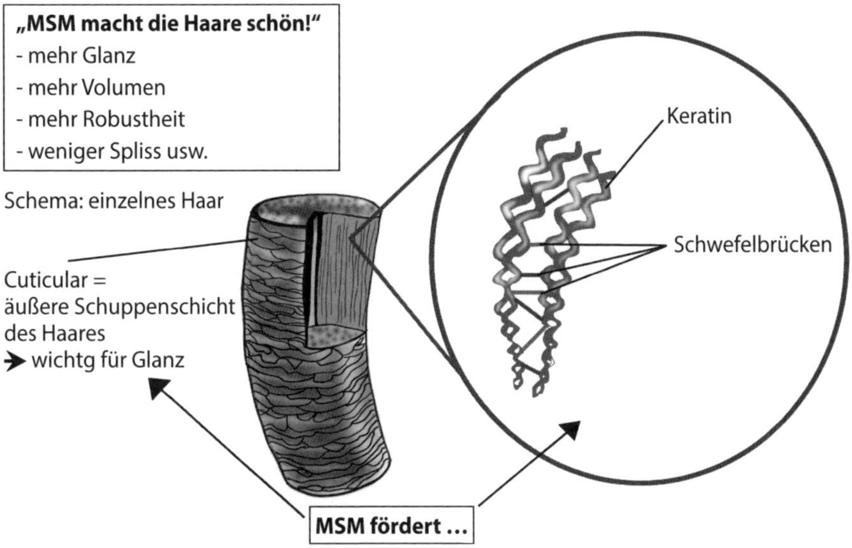

- MSM stärkt auch das gesunde Haar- und Nagelwachstum. So kann MSM in gewissem Umfang die körpereigene Produktion schwefelhaltiger Aminosäuren unterstützen.[346] Es mehren sich die Hinweise, dass Methionin als sogenannte essenzielle Aminosäure zwar überwiegend von außen zugeführt werden muss, jedoch sehr wohl auch im Körper synthetisiert werden kann. In den nächsten Jahren ist zu erwarten, dass die Ergebnisse neuerer Forschung die strenge Kategorisierung zwischen „essenziell" und „nicht-essenziell" aufweichen wird. Die Stoffwechsel von Aminosäuren sind doch weit dynamischer als bisher angenommen.[347]
- MSM fördert das Keratin, den wesentlichen Baustein für Haare und Nägel.[348] Keratin besteht unter anderem aus der schwefelhaltigen Aminosäure Cystein. Es verwundert also wenig, dass derart schwefelreiche Gewebe von MSM profitieren. Die Zahl der intakten Schwefelbrücken im Haar entscheidet über seine Robustheit und sie machen es allgemein weniger empfindlich und widerstandsfähiger im Umgang mit chemischen (Färben), thermischen (Föhnen) und mechanischen (Frisieren) Reizen.[349]

Wenn Sie sich für MSM zur Verbesserung Ihrer Haar- oder Nagelgesundheit entscheiden, dann ist es wichtig, die recht niedrigen Wachstumsraten (Haare ca. 1 cm, Nägel ca. 0,4 cm pro Monat, mit zunehmendem Alter langsamer) zu berücksichtigen.

Sichtbare Erfolge benötigen nicht selten drei bis sechs Monate. In einer Studie aus dem Jahr 2019 erfreute sich die Mehrzahl der Teilnehmer nach vier Monaten (täglich 3 g MSM) über mehr Haarglanz, größeres Haarvolumen und weniger Spliss, die Nägel wurden fester und glänzten mehr.[350] Je länger MSM eingenommen wird, desto größer ist die Wahrscheinlichkeit für Erfolge bei Haar- und Nagelverbesserungen. Im Einzelfall ließ auch der Haarausfall nach, das Haar wurde dicker und die Pigmentierung kehrte allmählich zurück, graue Haare wurden weniger. Es ist davon auszugehen, dass MSM in der Lage ist, die gesamte Haarwurzel vor oxidativen und schleichend entzündlichen Prozessen zu schützen oder diese zumindest deutlich zu bremsen.

Darum MSM:

- MSM fördert die Zellerneuerung der Haut von innen und reduziert sichtbar die Tiefe bestehender Falten.
- MSM bremst die Neubildung von Falten.
- MSM fördert die Elastizität und die Festigkeit.
- MSM fördert die Hautfeuchtigkeit.
- MSM sorgt für ein harmonisches Hautbild, weichere Haut und einen Rückgang der Sprödigkeit.
- MSM fördert eine Wundheilung ohne überschießende Narbenbildung.
- MSM bremst entzündliche Reizzustände der Haut.
- MSM fördert robustes Haar und reduziert Spliss.
- MSM fördert glänzendes Haar und mehr Haarvolumen.
- MSM kann zur Repigmentierung von grauem Haar führen.
- MSM fördert allgemein das Haarwachstum.
- MSM fördert ein gesundes Nagelwachstum mit mehr Glanz und Festigkeit.

KAPITEL 26

MSM in der Schwangerschaft sowie für Säuglinge und Kleinkinder?

Wenn wir MSM zu uns nehmen, zerfällt der überwiegende Teil von MSM, und der Schwefel schwärmt in den Körper aus. Die freiwerdenden Methylgruppen verwendet unser Körper unter anderem für die Gensteuerung, Energieproduktion und Hormonsynthese. Der ausschwärmende Schwefel verfolgt vorzugsweise den Stoffwechselweg der Sulfatierung.[351] Hier werden mithilfe des in den meisten Organen vorkommenden PAPS-Enzyms Sulfate gebildet (PAPS steht für 3'-Phosphoadenosin-5'-Phosphosulfat). Die Leber verfügt über die mit Abstand höchste PAPS-Konzentration, da sie aufgrund der Hormonproduktion und Entgiftung stets großen „Sulfat-Hunger" hat.[352] In der Schwangerschaft steigt der Sulfatspiegel im mütterlichen Blut stetig an und erreicht im letzten Schwangerschaftsabschnitt mehr als das Doppelte des Ausgangswertes. Diese Entwicklung ist ein deutliches Zeichen für die enorme Bedeutung des Schwefels für Mutter und Kind.[353]

Gerade in der Schwangerschaft sind die mit einem ausreichend gefüllten Schwefelpool einhergehenden Eigenschaften wie hochfeste Dehnbarkeit und zugflexible Elastizität von allergrößter Bedeutung. Das abdominelle Gewebe wird mit zunehmendem Bauchumfang bis an seine Grenzen belastet, gleiches gilt für die am Geburtsvorgang beteiligten Gewebe (Beckenboden und Scheide). MSM liefert exklusiv das für die Gewebebelastbarkeit notwendige biochemische Fundament.

Der Fötus wiederum profitiert vom großzügigen Sulfattransfer der Mutter auf verschiedene Weise. Bevor die kindliche Leber ihre Entgiftungsaufgabe selbstständig und voll umfänglich übernehmen kann, ist sie auf die Sulfatspende dringend angewiesen.[354] Denn als unvermeidliche „Mitgift" werden mit der Nährstoffversorgung von der Mutter zum ungeborenen Lebewesen auch zahlreiche aus dem mütterlichen Fettgewebe mobilisierte Schadstoffe auf den werdenden kindlichen Organismus „zwangsübertragen". Das geschieht auch beim Stillen und ist weder komplett vermeidbar noch ein Grund, auf das Stillen zu verzichten. Das Ungeborene ist dieser Situation jedoch nicht hilflos ausgesetzt.[355] Es kann über das Empfangen von genügend Sulfaten einen durchaus effizienten Abwehrmechanismus zur Entgiftung entwickeln und sich bis zum deutlichen Fortschreiten der Leberreifung (meistens wenige Wochen bis Monate nach der Geburt) schon in gewissem Umfang mithilfe der Sulfatkonjugation selbst entgiften.[356] MSM kann dem ungeborenen Kind und dem Neugeborenen den Start ins Leben erheblich erleichtern und bei der sehr wichtigen Entgiftung helfen. Eine Defizitkombination aus Sulfatmangel und verzögertem Fortschritt in der Leberreifung ist wahrscheinlich auch ein Grund für die „gutartige" Gelbsucht bei Neugeborenen. Auch hier könnte MSM prophylaktisch helfen. Die Versorgung mit sulfatierten Schilddrüsenhormonen stellt eine mögliche – und im Falle von Engpässen mit prekären gesundheitlichen Folgen belastete – Herausforderung für den Transfer von mütterlichen Schutzstoffen zum kindlichen Organismus dar. Schwerpunktmäßig im ersten Schwangerschaftsdrittel ist vor allem die nervale fötale Entwicklung erheblich gefährdet, wenn die notwendige Bereitstellung mit Schilddrüsenhormonen in ausreichendem Maße ausbleiben sollte. Denn besonders das kindliche Gehirn, aber auch jede Zelle und jedes in Bildung begriffene Organ sind von Jod in Form von sulfatierten Schilddrüsenhormonen abhängig.[357] Ohne ausreichende Sulfatierung und Jodierung steigt das Risiko für Autismus, mentale Retardierungen und körperliche Deformierungen bis hin zu Fehl- oder Totgeburt.[358]

Sulfate finden sich in hohen Konzentrationen im Kleinhirn und Hippocampus, zwei Gehirnregionen, die bekanntermaßen bei der Entstehung von Autismus eine große Rolle spielen.[359,360] Sulfate und GAG-S sind integraler Bestandteil der leicht negativ geladenen extrazellulären Matrix um die Gehirnzellen herum und übernehmen eine lenkende sowie stabilisierende Funktion bei vielen verschiedenen Hormonen und Botenstoffen des Gehirns (vgl. die Abbildung auf S. 21).[361] Selbst kleine Versorgungslücken mit Sulfaten machen sich im späteren Leben des Kindes mitunter dramatisch bemerkbar. Erhöhte Werte für nicht-sulfatiertes Serotonin ließen sich in Studien bei autistischen Kindern regelmäßig laborchemisch finden; sie erhöhen beispielsweise auch das Risiko für Epilepsie und stören die Entwicklung eines natürlichen Oxytocin-Stoffwechsels.[362,363] Auch können sich diverse Fehlstellungen und Störungen der Verknöcherung einstellen (z. B. Hüftdysplasie).[364] Im Laufe der

Schwangerschaft konzentrieren sich große Mengen von Cholesterin-S(ulfat) in der Plazenta und erreichen kurz vor der Geburt das 6- bis 7-Fache des Ausgangswerts zu Beginn der Schwangerschaft.[365] Cholesterin-S passiert leicht die natürliche Plazentaschranke und ist als zellulärer Basisbaustein für den Aufbau und die gesunde Entwicklung des werdenden Kindes unbedingt notwendig. Das Kolostrum (Erstmilch, Vormilch) ist deshalb äußerst schwefelreich, die spätere Muttermilch ebenfalls. Der Anteil an Vitamin D_3-S(ulfat) sollte aus den gleichen Gründen hoch sein.

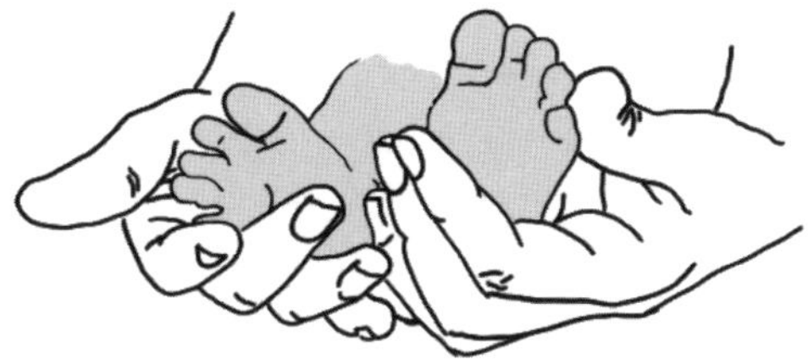

Ich möchte MSM allen Schwangeren und stillenden Müttern für sich und ihr ungeborenes Kind bzw. ihren Säugling wärmstens ans Herz legen und selbstverständlich auch für Kleinkinder empfehlen. Meine Empfehlung erstreckt sich auch auf Kinder mit Diagnosen, die einen vorgeburtlichen Ursprung haben.[366]

Darum MSM:

- MSM hilft, den großen Schwefelbedarf in der Schwangerschaft zu decken (> 100 Prozent Zunahme).
- MSM hilft, die großen Herausforderungen während der Schwangerschaft und Geburt für hochfeste Dehnbarkeit und zugflexible Elastizität des Gewebes zu bestehen (Schwangerschaftsstreifen, Dammrisse usw.).
- MSM hilft dem ungeborenen Embryo, sich nicht wehrlos dem unfreiwilligen Giftstofftransfer durch die Mutter ergeben zu müssen, um via Sulfatierung und trotz noch unreifer Leber zumindest teilweise selbst entgiften zu können.
- MSM kann helfen, die gutartige Gelbsucht bei Neugeborenen zu verhindern.
- MSM stellt die vom Embryo so dringend benötigte Versorgung mit Schilddrüsenhormonen sicher.

- MSM fördert die Gehirn- und Leberreifung.
- MSM reduziert das Risiko für Epilepsie.
- MSM reduziert das Risiko für Fehlstellungen und Störungen der Verknöcherung (z. B. Hüftdysplasie).
- MSM versorgt die Mutter mit ausreichend aktivierten Zellbausteinen, zum allgemeinen Wohl der Kindesentwicklung.

KAPITEL 27

MSM – tierisch gesund?!

Viele der Patienten und Ratsuchenden, die mehr über MSM wissen möchten, sind auch Hunde-, Katzen- oder Pferdebesitzer. Über die letzten Jahrzehnte habe ich viel von und mit ihnen über die Anwendung von MSM gelernt. Allerdings möchte ich unbedingt vorausschicken, dass ich Humanmediziner und kein Veterinärmediziner bin. Das bedeutet, dass meine hier vorgestellten Informationen mehr als Anregung zu verstehen sind. Als Tierbesitzer ist es ratsam, sich einen im Umgang mit MSM versierten Tierarzt zu suchen. Allein die Vielfalt und besonderen Eigenarten der verschiedenen Rassen und Züchtungen mit ihren speziellen Krankheitsbildern und Belastungsschwächen veranlassen mich zu professioneller Zurückhaltung.

Allerdings durfte ich auch feststellen, dass es durchaus Überschneidungen gibt zwischen den Krankheiten von Hunden, Katzen, Pferden und uns Menschen. Und bedenken wir den großen Schwefelkreislauf der Erde, so sind Tiere genauso ein Teil dieses uralten Zyklus, dessen ehemals gewichtiger Vertreter MSM war, wie wir Menschen. MSM ist dem tierischen Organismus auf ähnlich archaische Weise vertraut wie dem von uns Menschen. Und Tier und Mensch leiden beide unter dem enormen umweltbedingten MSM-Mangel.

Bei Tieren führend sind Gelenk- und Muskelschmerzen, die von ihren Besitzern meist auch einfach zu erkennen sind. Und wie bei uns Menschen lohnt sich immer auch ein Blick auf die Ernährung. Die Erfolge lassen nach einer Umstellung oft nicht lange auf sich warten und für viele Besitzer liegt es auf der Hand, nach Unterstützung durch Nahrungsergänzungsmittel zu fragen. Denn selbst frisches Futter enthält im Durchschnitt nur noch Spuren von MSM. Aus getrocknetem Futter ist MSM zumeist komplett verschwunden oder ausgegast.

Ähnlich wie beim Menschen bessern sich nach Verabreichung von MSM die Werte für oxidativen Stress, Glutathion und Entzündungen auch bei *Pferden*. Das belegt eine spanische Studie an Springpferden aus dem Jahr 2008.[367] Die Forscher berichten von keinerlei nennenswerten Nebenwirkungen und empfahlen eine Dosierung von 8-10 mg MSM pro kg Körpergewicht des Pferdes. In einer Studie an Rennpferden fand dieses Ergebnis eine Bestätigung. Zusätzlich konnte noch der beruhigende Effekt von MSM auf psychischen Stress nachgewiesen werden, wodurch sich die Regeneration verbesserte.[368]

Die Hufe eines Pferdes bestehen zu 15 bis 20 Prozent aus Cholesterinsulfat.[369] Hufrehe (Laminitis), die keimfreie Entzündung des Hufbeinträgers, nimmt stark zu; die Ursachen sind vielschichtig. Möglicherweise spielen jedoch Dünger und Herbizide eine Rolle, da sie die Sulfatierung des Cholesterins durch MSM behindern können. Deshalb ist auch die entgiftende Wirkung von MSM nicht zu vernachlässigen und in diesen Situationen mehr als willkommen. Die Gabe von MSM, selbstverständlich als Teil eines ganzheitlichen therapeutischen Ansatzes, ist bei den verschiedenen Huferkrankungen sehr aussichtsreich.[370] Sprunggelenksarthritis, Atemwegsbeschwerden, Allergien, eine geschmeidigere Gangart, eine Verkürzung der Erholungszeiten, Fellprobleme und Abwehrstärkung sind einige weitere Stichworte zum Thema MSM und Pferde, die mich in der Vergangenheit in Anfragen erreichten. Nach meiner Erfahrung liegt die durchschnittliche Tagesdosis MSM, je nach Indikation, für ein 500 bis 600 kg schweres Pferd bei 5-15 g MSM über einen Zeitraum von bis zu drei Monaten. Zur allgemeinen Unterstützung von Gesundheit und Leistungsfähigkeit braucht man etwas weniger MSM, bei entzündlichen Erkrankungen oder zur Erhöhung der Regeneration entsprechend mehr (z. B. Verdopplung der Dosis). Im Einzelfall berichten Pferdebesitzer auch von noch höheren Dosierungen und/oder längeren Zeiträumen. Bei Erstkontakt mit MSM sollte die Dosierung langsam und einschleichend erhöht werden, was ich grundsätzlich empfehle. Die Verträglichkeit ist immer sehr gut.

Auch bei *Hunden* zählen Gelenkbeschwerden, Bewegungseinschränkungen und allgemeiner Leistungsverlust im Alter mit mehr Steifheit, Schwierigkeiten beim Treppenlaufen usw. zu den häufigsten Gründen, weshalb Hundebesitzer eine Beratung suchen. Erst kürzlich berichtete mir eine Hundebesitzerin erfreut, dass sich die geschwollenen Gelenke sowie das Meiden von Laufen auf hartem Untergrund und eine eingeschränkte soziale Kontaktfähigkeit bei ihrem älteren Mischlingsrüden besserten. Meist ist die Gabe von MSM bei Hunden sehr erfolgreich. Bei Hunden orientiert sich die Dosierung ebenfalls an Größe und Gewicht des Tieres (ca. 0,5 g MSM pro 10 kg Körpergewicht). Auffallend positiv ist zusätzlich oft die Verbesserung von zuvor mattem und glanzlosem Fell. Grundsätzlich gilt jedoch auch hier die Regel, dass Sie bitte zuvor mit einem Tierarzt sprechen.

Bei *Katzen* verhält es sich ähnlich. Auch sie profitieren von organischem Schwefel in Form von MSM und sprechen gut darauf an. Hier reichen je nach Größe der Katze 1-2 g MSM pro Tag aus.

Dosierte Aufforderung zur Bewegung, antientzündliche Ernährung, Anpassung der häuslichen Umgebung (etwa das Auslegen rutschfester und eventuell weicherer Unterlagen) und gegebenenfalls das Erlernen professioneller physikalischer Therapiemaßnahmen sind weitere Pfeiler des Erfolges im Umgang mit Katzen und Hunden, die unter entzündlichen Erkrankungen des Bewegungsapparates leiden.

Darum MSM:

- MSM hat eine lange Tradition in der unterstützenden Schwefelversorgung von Pferd, Hund und Katze.
- MSM unterstützt die Regenerationsfähigkeit bei Pferden.
- MSM unterstützt die Beweglichkeit bei Muskel- und Gelenkbeschwerden bei Pferden, Hunden und Katzen.
- MSM kann die erfolgreiche Behandlung von Hufrehe bei Pferden unterstützen.
- MSM leistet gute therapeutische Dienste bei vielen entzündlich-degenerativen Erkrankungen von Pferden, Hunden und Katzen.
- MSM unterstützt das Immunsystem, die allgemeine Gesundheit bei Atemwegsbeschwerden und das Sozialverhalten von Pferden, Hunden und Katzen.
- MSM fördert ein gesundes und glänzendes Fell.

KAPITEL 28

Anwendungshinweise und Dosierungsempfehlungen

Eines möchte ich vorweg sagen: MSM ist grundsätzlich eine der ungiftigsten Substanzen, die ich kenne.[371,372]

Dosierungsempfehlungen gebe ich grundsätzlich in Gramm-Einheiten, da Hinweise auf eine bestimmte Tabletten- oder Kapselzahl aufgrund der Marktvielfalt unpraktisch sind. Sie gelten vor allem für Menschen, die nie zuvor mit MSM in Kontakt gekommen sind. Eine tägliche Anfangsdosis für *Erwachsene* von 1-2 g MSM ist vollkommen unbedenklich. So kann jeder beginnen. Je nach Intensität und Umfang der Beschwerden und dem geschätzten Ausmaß an persönlichem Schwefelbedarf empfehle ich Tagesdosierungen bis zu 12 g und mehr, am besten langsam steigernd. Tagesdosierungen von mehr als 6 g empfehle ich meist nur über einen befristeten Zeitraum von längstens einigen Monaten, jedoch mit durchweg positiver Resonanz. Im Durchschnitt und zum dauerhaften Erhalt eines gefüllten Schwefelpools sind täglich 1-6 g MSM erforderlich.

Kinder machen hier übrigens keine Ausnahme: Auch bei Kindern gibt es vor allem psychophysische Symptome, für die 6 g und mehr MSM pro Tag angemessen sind.

Schwangeren und *stillenden Frauen* möchte ich die Einnahme von MSM sehr ans Herz legen. Hier würde ich mit einer Tagesdosis von 2 g MSM beginnen und langsam auf 6 g (und höher) steigern.

Die Halbwertszeit von MSM wird recht unterschiedlich angegeben. Das verwundert nur wenig, denn die komplexe Verteilung und Verstoffwechselung richtet sich sehr nach den individuellen Gegebenheiten und verändert sich aufgrund

MSM-immanenter Einflüsse auf den Schwefelstoffwechsel dynamisch. Aus Erfahrung lege ich einen Zeitraum von mehr als zehn Stunden zugrunde. Es ist deshalb nicht notwendig eine MSM-Tagesdosis auf mehrere Einnahmezeiten zu verteilen. Diese Entscheidung obliegt natürlich den Gewohnheiten des MSM-Nutzers und gegen eine Aufteilung der täglichen MSM-Dosis ist nichts einzuwenden. Der individuelle Tagesbedarf von MSM richtet sich eher weniger nach dem Alter, als überwiegend nach den Bedingungen, wie chronischer Stress, regelmäßige Medikamenteneinnahme, hohe Leistungsanforderungen, Schlafstörungen, Störungen des Hormonhaushaltes usw. Natürlich ist der Bedarf älterer Menschen an MSM generell etwas höher, da sie mit viel längerem Vorlauf einen großen Mangel an Sulfatierungskapazität aufgebaut haben, aber auch jüngere Menschen offenbaren nicht selten einen enormen Schwefelbedarf.

Zwar habe ich bislang nie schwerwiegende Probleme mit Wechselwirkungen zwischen MSM und Medikamenten beobachtet, aber bei der Vielfalt unterschiedlicher Wirkweisen insbesondere der neueren Antikoagulanzien („Blutverdünner") empfehle ich dringend eine Rücksprache mit dem behandelnden Arzt und eine engmaschige Kontrolle der relevanten Gerinnungsparameter für einen bestimmten Zeitraum. Bei sogenannter Low-dose-Aspirin-Therapie (50-100 mg/d) habe ich nie von einem Problem gehört.

Zwar ist eine Allergie gegen MSM natürlich ebenfalls denkbar, ich habe aber nie einen solchen Fall erlebt. Völlegefühl oder Irritationen des Magen-Darm-Traktes mit vermehrter Gasbildung sind extrem selten und können Sie veranlassen, für einige Tage zu pausieren und anschließend die MSM-Einnahme mit niedrigerer Tagesdosis fortzusetzen. Leichte Hautrötungen nach Auftragen von MSM-haltigen Cremes sollten Sie beobachten und gegebenenfalls das Präparat absetzen oder wechseln. Eine Sulfit-Allergie ist kein Grund, MSM nicht anzuwenden. Sulfite sind Konservierungsstoffe (Trockenobst, Wein), die ab einer bestimmten Menge für Menschen toxisch sein können. MSM steht nicht in Verbindung mit der Sulfitbildung.

Bei MSM liegen Qualität und Produktreinheit eng beieinander. Höchste Reinheit erreichen sie nicht nur durch die Einhaltung höchster Hygienestandards bei der Herstellung (eine exklusive Fabrikationsanlage für MSM wäre wünschenswert), sondern auch durch mehrfache Destillation in einem geschlossenen System. Für solch ein hochwertiges MSM-Produkt hat die US-amerikanische Überwachungsbehörde FDA nach sorgfältiger und langer Prüfung im Jahr 2007 das begehrte

GRAS-Zertifikat erteilt.* Dieses Zertifikat gibt dem Patienten bzw. Kunden die größtmögliche Sicherheit beim Kauf von MSM.

Es gibt viele Darreichungsformen von MSM. Neben Tabletten und Kapseln (meist 250 mg bis 1 g MSM) werden MSM-Pulver und Rezepturen zur äußerlichen Anwendung angeboten. Für kleinere Dosierungen sind Tabletten und Kapseln auf den ersten Blick ganz praktisch. Der Nachteil des typisch bitteren Geschmacks von MSM kommt hier kaum zum Tragen. Allerdings ist die individuelle Dosierung und Steuerung in höhere Einnahmemengen limitiert, denn wer möchte schon für täglich angestrebte 8 g MSM 16 Tabletten oder Kapseln schlucken. Abgesehen davon leert sich dann die Packung doch wider Erwarten recht schnell. Gerade zur persönlichen Dosisfindung erscheint mir MSM-Pulver am geeignetsten. Der wesentliche Nachteil des bitteren Pulver-Geschmacks kann durch Saft, Tee oder Verdünnung mit viel Wasser halbwegs überdeckt werden. Studieren Sie den Markt und finden Sie Ihren persönlichen Favoriten.

Aus Patientensicht sind die MSM-Infusionen, die ich seit geraumer Zeit anwende, hoch interessant und oft eine willkommene Starthilfe, um die kargen Schwefelreserven rasch aufzufüllen. Parallel dazu wird MSM auch oral eingenommen und bietet zusammen mit den Infusionen eine effektive Maßnahme, um schneller von organischem Schwefel zu profitieren.

---

* GRAS steht für *generally recognized as safe* (wörtlich im Deutschen: „allgemein als sicher anerkannt"); es ist eine Zulassungsbezeichnung der US-amerikanischen Zulassungsbehörde FDA (Food and Drug Administration), die die Unbedenklichkeit eines Nahrungsergänzungsmittels beschreibt.

Anhang

Fragen aus meiner Praxis

Die im Folgenden zitierten Fragen stammen aus E-Mails, persönlichen Konsultationen in meiner Praxis oder wurden mir im Anschluss an meine Seminare bzw. Vorträge gestellt. Bei allen Kontakten weise ich generell darauf hin, dass meine Antworten voraussetzen, dass die Beschwerden bereits in einer professionell medizinischen Praxis (idealerweise mit ganzheitlichem Ansatz) abgeklärt worden sind bzw. noch abgeklärt werden müssen.

„Ich habe immer wieder Anfälle von Tinnitus. Oft kommt noch das Gefühl wie „Watte im Ohr" dazu. Es dauert mal länger, mal kürzer, von 2 bis 4 Wochen bis hin zu Monaten. Kann ich MSM einnehmen?"

Sie sollten es unbedingt versuchen! MSM verbessert eindeutig die Durchblutung. Ihre Herausforderung ist, die individuell passende Dosierung zu finden. Starten Sie mit 3 g MSM pro Tag. Mit etwas Geduld und der richtigen Dosierung könnte Ihnen MSM helfen. Zusätzlich empfehle ich Omega-3-Fettsäuren (täglich mindestens 2 g DHA/EPA).

„Ich habe Fingergelenksarthrose und möchte keine Schmerzmittel mehr nehmen. Außerdem wird die Arthrose immer schlimmer. Kann ich auch von außen etwas tun?"

Beginnen Sie innerlich mit 2-4 g MSM pro Tag und steigern Sie die Dosis in den nächsten Monaten gegebenenfalls auf 6 g täglich. Äußerlich können Sie Umschläge mit gesättigter MSM-Lösung versuchen: Geben Sie MSM in ein Glas mit Wasser und rühren Sie ständig um. Löst sich MSM nicht weiter auf, dann haben Sie eine gesättigte Lösung. Tränken Sie nun Mull- oder saubere Stoffläppchen darin und legen Sie diese auf die vorher gesäuberten betroffenen Regionen für etwa 15 Minuten oder umwickeln Sie diese.

„Ich habe einen Alpha-1-Antitrypsin-Mangel und nehme seit einem Jahr 3-mal 3 g MSM. Bereits vom ersten Tag an ging es mir besser. Ich konnte sogar ein Lungenspray absetzen. Kann ich MSM jetzt auch reduzieren?"

Dazu würde ich Ihnen eher nicht raten. Sie können es natürlich ausprobieren, das steht Ihnen frei. Wenn Sie es versuchen wollen, bitte nur in kleinen Schritten; sobald Sie eine Verschlechterung bemerken, erhöhen Sie bitte sofort wieder auf Ihre gewohnte MSM-Dosis.

„Seit sieben Jahren leide ich unter Sklerodermie. Mit Medikamenten geht es mir halbwegs gut. Seit einem halben Jahr nehme ich 2 g MSM pro Tag und fühle mich etwas besser. Ich bin unsicher. Kann ich MSM noch weiter erhöhen? Was raten Sie mir?"

Ich freue mich über die positiven Anzeichen einer MSM-Wirkung. Bei Ihrer Grunderkrankung würde ich unbedingt mehr MSM einnehmen. Scheuen Sie sich bitte nicht, auf 4 g oder 8 g MSM pro Tag zu erhöhen.

„Ich möchte mir gerne zu Hause ein Schwefelbad mit MSM einlassen. Wie hoch muss ich dosieren?"

Sie benötigen mindestens 50 g MSM. Ansonsten fragen Sie bitte Ihren Apotheker, es gibt viele Möglichkeiten, ein häusliches Schwefelbad zu genießen.

„Meine Kinder spielen im Verein Fußball. Kann ich ihnen bedenkenlos MSM geben?"

Ja! Bei Prellungen oder Verstauchungen kann man die innerliche Dosis erhöhen und gegebenenfalls auch mit MSM-Wickeln nach der P-E-C-H-Regel* den Heilungsprozess unterstützen.

„Mein Mann (Allergie) und ich (Fersensporn) nehmen seit einem Jahr MSM mit durchschlagendem Erfolg. Jetzt haben wir Anlass zur Vermutung, dass unser MSM-Pulver mit Schwermetallen belastet ist. Was sollen wir tun?"

Bitten Sie den Hersteller um seine – hoffentlich – umfangreiche Dokumentation zur Produktsicherheit. Sie können auch selbst eine Analyse veranlassen. Ansonsten wechseln Sie zu einem vertrauensvolleren zertifizierten Hersteller mit glaubwürdigen Analysen.

„Ich würde MSM gerne äußerlich anwenden!"

Natürlich ist das möglich, aber die innerliche Anwendung sollte grundsätzlich nicht vernachlässigt werden. Jedes Problem, das Sie von außen bessern wollen, hat immer auch eine ursächliche oder in Mitleidenschaft gezogene innere Komponente. Sobald Sie MSM eingenommen haben, schwärmt der organische Schwefel im gesamten Organismus aus und durchdringt in wenigen Stunden nahezu den gesamten Körper – und wirkt von innen! Für äußere Anwendungen können Sie DMSO oder einen MSM-Wickel aus gesättigter MSM-Lösung auf die sorgfältig gereinigte Hautpartie aufbringen. DMSO hat den Nachteil, dass es einen lästigen knoblauchartigen Geruch entfaltet und über eine im Vergleich zu MSM deutlich kürzere Halbwertzeit verfügt, sodass sie es häufiger anwenden müssen.

* P-E-C-H-Regel im Sport: *Pause, Eis, Compression, Hochlagern*

„Ich möchte Ihnen unbedingt von meiner Hashimoto-Erkrankung berichten. Auf Ihren Rat hin habe ich eine Diät begonnen und mehr als 40 kg abgenommen. Gleichzeitig begann ich langsam von 1 g MSM über Wochen und Monate auf 2 g und jetzt auf 3 g MSM zu steigern. Schon nach drei Wochen ließ mein Kloßgefühl im Hals nach. Meine Schilddrüsenwerte haben sich mittlerweile alle normalisiert. Der AK-Titer ist zwar noch erhöht, aber auch schon deutlich reduziert, im Ultraschall sind keine Zysten mehr zu sehen und meine Schilddrüse hat sich größenmäßig halbiert."

Setzen Sie die Einnahme unbedingt fort. Bitte MSM nicht zu früh absetzen, wie bei einem Medikament, das geholfen hat. MSM ist ein wertvoller und heutzutage extrem notwendiger Versorger mit Schwefel. Also, bitte dranbleiben! Als Arzt hört man leider selten von den positiven Verläufen. Geht es Menschen besser, gehen sie wieder zur Tagesordnung über. Vielen Dank für Ihren Erfolgsbericht.

„Meine Tochter spielt Handball und hat oft mit Schmerzen zu tun. Jetzt plagt sie auch noch eine Knochenhautentzündung. Manchmal hat sie auch Kopfschmerzen. Kann sie MSM problemlos nehmen?"

Auf jeden Fall. Handball ist ein harter und sehr körperbetonter Sport mit vielen groben Stößen, Sprüngen und schmerzhaften Landungen. MSM hilft nicht nur schneller zu regenerieren und Schmerz und Entzündungen zu überwinden, sondern fördert auch die im Handball so strapazierte Robustheit, Elastizität und Flexibilität des Körpers, mit der er Erschütterungen viel besser wegsteckt. Ihre Tochter wird dadurch weniger verletzungsanfällig. Das gilt übrigens praktisch für jeden Mannschaftssportart bzw. Sport im Allgemeinen.

„Ich bin Heilpraktikerin und wollte gerne für eine Patientin mit MCS fragen, ob MSM ihr helfen könnte? Ich bin mir da nicht so sicher."

Unbedingt. Die Multiple Chemikaliensensitivität (MCS) gehört mittlerweile zu den klassischen Indikationen. Hier hat sich die Gabe von MSM als unverzichtbarer Baustein jeder ganzheitlichen Therapie erwiesen.

„Ich bin 73 Jahre alt und habe bei ganz vielen Gesundheitsproblemen mit MSM tolle Erfolge. Es geht mir richtig gut. Jetzt sagt mein Mann, dass ich MSM gar nicht mehr nehmen muss. Aber wenn ich Sie richtig verstanden habe, dann sollte ich es doch besser weiternehmen, oder?"

Richtig. Unsere Nahrungs- und Trinkwasserquellen sind mittlerweile leider äußerst arm an organischem Schwefel. Das war früher nicht der Fall. Schon nach kurzem Verzicht auf MSM werden sie sehr wahrscheinlich wieder einen Mangel an organischem Schwefel entwickeln. Nehmen sie doch einfach mindestens 1-2 g MSM pro Tag und genießen Sie das Leben!

„Ich achte sehr auf meinen Säure-Basen-Haushalt, möchte aber gerne MSM nehmen. Könnte MSM den pH-Wert stören?"

Nein, ganz im Gegenteil. MSM hilft dem Körper dabei, seinen Pool an Basenpuffern zu schonen und Entzündungen durch Übersäuerung zu bekämpfen.

„Leider muss ich regelmäßig einen dieser neuen Blutverdünner nehmen. Zwar muss ich jetzt auch nicht mehr ständig meine Gerinnungswerte prüfen, aber ich frage mich, ob ich MSM ohne Probleme nehmen kann?"

MSM verbessert die Fließeigenschaften, ohne irgendwelche Gerinnungsfaktoren zu beeinflussen. Deshalb ist MSM kein Problem bei den Antikoagulanzien der neueren Generation. Dennoch sollten Sie den behandelnden Arzt hinzuziehen.

„Ohne dass Ärzte bisher eine Ursache gefunden haben, sind bei mir seit Jahren die IgM- und Leberwerte erhöht. Ich würde gerne MSM ausprobieren. Was halten Sie davon?"

Sehr viel! MSM wird Ihnen sicherlich helfen können. Bitte konsultieren sie dennoch einen Kollegen oder eine Kollegin mit ganzheitlichem Ansatz zur Prüfung aller Fragen zum Lebensstil und etwaigen Belastungen.

„Gibt es natürliches MSM? Oder bedeutet „organischer Schwefel", dass MSM biologisch, also pflanzlich und natürlich ist?"

Ja, das ist verwirrend und wird von vielen Anbietern leider auch nicht aufgeklärt. Der Terminus „organisch" bezieht sich in der deutschen Sprache ausschließlich auf den Teil der Chemie, der Verbindungen mit Kohlenstoff beschreibt. Im englischen Sprachgebrauch wird „organic" aber auch in Zusammenhängen mit „biologischem Ursprung" benutzt, sozusagen als „Bio"-Silbe. Ich habe tatsächlich auch schon MSM auf Pflanzenbasis kennengelernt. Auf Dauer war ich mit den vielen anhaftenden Pflanzenresten und Verunreinigungen jedoch sehr unzufrieden, zumal mir niemand genau erklären konnte, worum es sich bei den doch „unfreiwilligen" Zusatzstoffen handelt. Mittlerweile bin ich Verfechter höchster Reinheitsqualitäten und habe damit die allerbesten Erfahrungen gemacht.

„Meine Enkelkinder sind drei und fünf Jahre alt. Da ich selbst mit MSM beste Erfahrungen gesammelt habe, würde ich es meinen Enkeln auch geben. Spräche etwas dagegen?"

Wenn Sie das vorher mit den Eltern abgesprochen haben, spricht nichts dagegen. Das Pulver kann unters Essen gemischt werden oder man wählt ein MSM-Pulver mit Fruchtgeschmack.

„Ich möchte mir Kniewickel mit MSM machen. Wie mache ich das am besten?"

Das ist recht simpel: Am besten nehmen Sie dafür Mullbinden oder Mulltücher, die sie zuvor in gesättigten MSM-Lösungen getränkt haben. Vergessen Sie aber vor allem die innere Anwendung von MSM nicht. Sie ist die wichtigere Basis, um von MSM in vollem Umfang zu profitieren. Alle Ihre Zellen hungern nach dem organischen Schwefel, den MSM spendet. Ihre Kniebeschwerden deuten darauf hin, dass sich ihr Körper bereits seit längerer Zeit in einer Mangelverwaltung von organischem Schwefel befindet. In seiner Not lässt sich der Körper auf Verschiebungen von Schwefel ein, die die Gesundheit zum Teil erheblich belasten. Er bestiehlt sich selbst und bricht sich hier und da Schwefelmoleküle aus Gewebe und Organen heraus, um sie an anderer Stelle, je nach individueller Priorität, wieder einzubauen, zum Beispiel vom Knie in die Gefäße oder das Gehirn.

„Lieber Herr Dr. Liebke, ich habe kürzlich erfahren, dass ich schwanger bin. Darf ich MSM trotzdem weiter einnehmen?"

Natürlich! Ihr MSM-Bedarf und der ihres ungeborenen Kindes sind jetzt besonders groß. Mithilfe von MSM kann ihr Kind im Mutterleib sogar schon selbst entgiften. Die embryonale Leber schafft das ja aufgrund mangelnder Reife noch nicht. Außerdem wird die dehnfeste Elastizität Ihres Körpers auf eine große Probe gestellt. Und vergessen Sie nicht, MSM auch während der Stillzeit weiter einzunehmen. Denn auch dann benötigt Ihr Kind viel organischen Schwefel für das Wachstum und seine gesunde Entwicklung. Alles Gute!

„Ich habe weder viel Alkohol getrunken, noch bin ich Diabetiker. Trotzdem leide ich unter einer Polyneuropathie. Für die Ärzte bin ich ein Rätsel. Sollte ich es mit MSM versuchen?"

Auf jeden Fall. Da habe ich bei meinen Patienten gute Erfahrungen gesammelt. Geben sie aber bitte nicht zu schnell auf und versuchen es mit mindestens 2-4 g MSM täglich. Versuchen Sie zudem, sich mithilfe einer intrazellulären Analyse einen Überblick über Ihre Mikronährstoffsituation zu verschaffen.

„Ich nehme MSM mit Erfolg bei arthritischen Fingergelenken und Fibromyalgie. Leider finde ich im Internet keine Informationen dazu, wie lange ich MSM nehmen soll bzw. darf?"

Bei der MSM-Einnahme geht es um das Ausfüllen einer umweltbedingten neuzeitlichen Nährstofflücke, die es in der grauen Vorzeit der Menschheitsgeschichte nicht gab. Deshalb stellen sie sich bitte auf eine Dauersubstitution ein. Sie können versuchen herauszufinden, wo Ihre persönliche Mindestmenge zur ausreichenden Versorgung liegt.

„Ich habe mit MSM-Pulver gute Erfolge bei starken Rückenschmerzen und Arthrose gemacht. Mein Mann meinte, ich solle mir noch MSM-Tabletten besorgen, da wir viel unterwegs sind. Eigentlich trinke ich einmal am Tag morgens meine MSM-Ration! Wozu raten Sie mir?"

Ich gebe Ihnen Recht. Einmal am Tag MSM-Pulver aufzulösen, reicht völlig. Sie können ihre MSM-Ration ja auch morgens in einer Trinkflasche auflösen und unterwegs über den Tag verteilt trinken. Regelmäßig zu trinken ist außerdem wichtig.

„Ich bin 55 Jahre alt, nehme ständig an Gewicht zu, habe eine Schilddrüsenunterfunktion, starke Verspannungen im HWS-Bereich und fühle mich dauernd schlapp. Könnte MSM etwas für mich sein? In meinem Umfeld kennt niemand MSM, deshalb frage ich Sie. Vielen Dank für Ihre Antwort."

Ich würde sogar vermuten, dass Sie MSM ganz besonders benötigen. Beginnen sie langsam mit 1 g MSM pro Tag, nicht selten genügen schon 1-2 g MSM pro Tag. Die notwendige Menge MSM, die Störungen behebt und für ein neues Wohlgefühl sorgen kann, korreliert nicht unbedingt mit der Schwere der Symptomatik.

„Ich leide unter der autoimmunologischen Lebererkrankung PBC. Darf ich MSM nehmen?"

Jede Lebererkrankung ist ein Grund, MSM zu nehmen. Auch bei einer primär biliären Cholangitis (PBC). Ich würde Ihnen raten, mit 1 g MSM zu beginnen und die Dosis gegebenenfalls langsam zu steigern, je nachdem, wie sich die Symptome entwickeln.

„Ich leide unter der trockenen Makuladegeneration. Kann ich da mit MSM etwas machen?"

Das hängt vom Fortschritt der Krankheit ab. Aber grundsätzlich würde ich MSM immer eine Chance geben. Versuchen Sie es und beginnen sie mit 2 g MSM. Selbst bei schwierigen und scheinbar aussichtslos erscheinenden Krankheiten habe ich mit MSM viele positive Überraschungen erlebt.

„Ich bin von Colitis betroffen und habe gut auf MSM angesprochen. Jetzt nach der Geburt meiner Tochter (6 Wochen alt) frage ich mich, ob ich während der Stillzeit auch MSM nehmen kann. Meine Freundinnen raten mir ab. Sie haben gehört, dass es in der Stillzeit nicht gut ist, weil es Schadstoffe mobilisieren soll. Stimmt das? Danke für Ihre Mühe!"

Nein, im Gegenteil. MSM fördert die körpereigene Entgiftung von Mutter *und* Kind. MSM entlastet den Körper, es kommt nie zu einer Belastung – schon gar nicht mit Schadstoffen. Also, bitte unbedingt weiter einnehmen!

„Darf ich MSM nehmen, obwohl ich noch Amalgamfüllungen trage?"

Ja, dürfen Sie. MSM mobilisiert kein Quecksilber aus den Füllungen. Es verbessert klar die Entgiftungskapazitäten des Körpers. Möglicherweise stehen die Symptome, die sie veranlassen, über MSM nachzudenken, in Zusammenhang mit einer chronischen Schwermetallbelastung. Deshalb sollten sie kurzfristig einen in Entgiftungsfragen versierten Zahnarzt aufsuchen und sich beraten lassen.

„Im Internet lese ich so viele verschiedene Dosierungsempfehlungen für MSM, manchmal 0,5 g, dann 2-4 g oder sogar doppelt so viel pro Tag. Ich bin verwirrt und ratlos. Können Sie mir bitte helfen?"

Ich kann Sie gut verstehen. MSM ist eben kein Medikament. Die individuelle Ausgangslage mit beispielsweise hoher und langer Belastung durch Medikamente, der Umfang des MSM-Mangels, das entzündliche Ausmaß im Organismus, aber auch die Qualität und Reinheit des MSM-Produktes, die synergistischen Kräfte spezieller MSM-Formulierungen – all das kann die Dosis beeinflussen bzw. dynamische Anpassungen der Dosis sinnvoll machen. Fangen sie einfach mit täglich 1-2 g MSM an und beobachten in den nächsten Wochen, was passiert. Führen Sie doch ein kleines Tagebuch über die Entwicklung Ihrer Symptome, das motiviert enorm und schärft Ihr körperlich-seelisches Bewusstsein. Aber bitte ohne Stress. Viel Erfolg und alles Gute!

„Ich bin Heilpraktiker. In einer Diskussion unter Kollegen wurde behauptet, MSM binde direkt Giftstoffe und bilde unlösliche Komplexe mit Schadstoffen, die nicht ausgeschieden werden können. Ich konnte mir das nicht vorstellen, aber mir fehlten die Argumente."

Gutes Bauchgefühl, ich gratuliere. MSM verbindet sich mit keinem Schadstoff. Der organische Schwefel, den MSM spendet, unterstützt die Leber direkt in Phase II der Entgiftung, die ja nicht selten schwächelt. Zusätzlich beeinflusst MSM das Glutathion-System zuverlässig und kurbelt die übrigen Hauptentgiftungsenzyme des Körpers an. Das ist nur ein Ausschnitt aus dem Spektrum der Entgiftungskapazität von MSM.

„Ich war vor Kurzem zum Check-up bei meinem Hausarzt und bat ihn um eine besonders gründliche Untersuchung. Alles war im grünen Bereich, nur beim Lungenfunktionstest war ich mit meinen Werten am unteren Ende der Norm bzw. schon etwas darunter. Der Lungenfacharzt hat auch nichts gefunden. Ich wollte schon lange einmal MSM ausprobieren, weil es mir so logisch erscheint, es zu brauchen. Kann es mir auch bei meiner Lunge helfen?"

Ja. Die Lunge ist ein äußerst elastisches Gewebe und MSM liefert auch die Basis für Bau, Erhalt und Regeneration des hochflexiblen Lungengewebes. Die Lunge ist Kontaktfläche für viele Schadstoffe und benötigt heutzutage unbedingt eine Unterstützung in der antioxidativen und antientzündlichen Abwehr von alltäglichen Reiz- und Gefahrenstoffen, die in unserer Umgebung lauern. Sie sollten jedoch auch auf eine ausreichende Belüftung der Lungen achten und sich regelmäßig bewegen. Außerdem sollten Sie die Gelegenheit nutzen und sich über bewusstes Atmen informieren und dieses Wissen in Ihren Alltag einfließen lassen. Immer wieder einmal bewusst tief ein- und auszuatmen, wäre schon ein Anfang. Dann bin ich sicher, dass sich Ihre Lungenwerte beim nächsten Check-up deutlich verbessert haben werden.

„Ich hörte davon, dass MSM bei Schnarchen und Warzen helfen könne. Was meinen Sie dazu, können Sie mir etwas empfehlen?"

Schon vor vielen Jahren traf ich vereinzelt Menschen, die mir glaubhaft versichern konnten, nachhaltige Verbesserungen mithilfe von MSM erlebt zu haben. Wissenschaftliche Überprüfungen oder spezielle Erkenntnisse sind mir nicht bekannt. Ich würde hier von anekdotischer Erfahrungsmedizin sprechen. Sporadisch habe ich bei Warzen durchaus mit gewissem Erfolg tägliche Hand- bzw. Fußbäder in sehr heißer gesättigter MSM-Lösung (noch tolerierbar, unter 39 Grad Celsius) für etwa eine Woche mit Erfolg empfohlen. Schnarchen sollte zunächst grundsätzlich fachärztlich auf das sogenannte Schlafapnoesyndrom hin abgeklärt werden. Falls Übergewicht besteht, ist eine Gewichtsabnahme immer sinnvoll. Ein Elastizitätsverlust des Atemgewebes kann das Schnarchen fördern und möglicherweise im Einzelfall mithilfe von MSM innerlich und durch Gurgeln vor dem Schlafengehen gelindert werden.

„Sulfatify yourself!"

Dr. med. Frank Liebke

Stichwortverzeichnis

A

B

C

G

H

I

J

K

L

M

N

O

P

R

S

T

U

V

Z

Literaturverzeichnis

1 Wong Th., *Nutrients*, 2018, 10, 19

2 Langford R., *J Genet Genom*, 2017, 44, 7

3 Langford R., ebd.

4 Strott CA, *Endocrine Reviews*, 2002, 23, 703

5 Lin A., *Toxicol Lett*, 2001, 123, 169

6 Lin A., ebd.

7 Butawan M., *Nutrients* 2017, 9, 290

8 Benias P.C., *Scientific Reports* 2018, 8, 4947

9 Pischinger A., *Das System der Grundregulation*, Haug Verlag, 12. Auflage 2014

10 Rettner R., *LiveScience* 2018, March 27

11 Frank J.S., *Journal of Cell Biology* 1974, 60, 586

12 Macchia D.D., *The American Physiological Society* 1979, C125

13 Simon J.C., *IOVS*, August 2011, 9, 6511

14 Huang Y-J., *Journal of Cell Science*, 2017, 130, 2459

15 Klehmet M.F.H.K., *umwelt-medizin-gesellschaft* 2/2018, 31

16 Wiig H., *Physiol Rev* 2012, 92, 1005

17 Pearson Th.W., *J Agric Food Chem*, 1981, 29, 1091

18 David NA, *Annu Rev Pharmacol*, 1972, 12, 353

19 Davis P.W., *Soc Probl*, 1984, 32, 197

20 *DER SPIEGEL*, 1965, Nr. 48

21 Butawan M., *Nutrients* 2017, 9, 290

22 MSM Monograph, *Alternative Medicine Review*, 2003, 8, 438

23 Hewlings S., *EC Nutrition*, 2019, 14.9, 785

24 Alle Titel sind nur auf Englisch erhältlich, u. a.: *Good Clean Food: Shopping Smart to Avoid GMOs, rBGH and Products that May Cause Cancer* (2013), *The Safe Shopper's Bible: A Consumer's Guide to Nontoxic Household Products* (2007), *The Politics of Cancer Revisited* (1998), *The Breast Cancer Prevention Program* (1997)

25 *Hamburger Abendblatt*, 9.11.2017

26 *DIE WELT*, 14.9.2004, PK/WWF in Bremen

27 *WWF*, London, Reuters, 12.7.1999

28 Silva E., *Environ Sci Technol*, 2002, 36,1751

29 Zaller J.G.: *Unser täglich Gift*, 2018

30 *Die Tageszeitung* TAZ, 21.06.2004, 8, DER SPIEGEL 7/1993

31 Ekmekcioglu C., *Forsch Komplementarmed Klass Naturheilkd*, 2002, 9, 216
32 Hartman F., *Z Rheumaforsch*, 1968, 27, 12
33 Callies R., *Z Physiother*, 1971, 23, 397
34 Sukenik S., *Ann Rheum Dis*, 1990, 49, 99
35 Sukenik S., *Isr J Med Sci*, 1996, 32, S16
36 Crawford T., *The Lancet*, 1967, 4
37 Biorck G., *Acta Med Scand*, 1965, 178, 239
38 Nimmi M.E., *Nutrition & Metabolism*, 2007, 4:24
39 Miller D., *The Jungle Effect*, New York, 2009
40 Seneff St., *Sulfur Deficiency*, Weston A. Price Foundation, 2011
41 Wretlind K.A., *J Biol Chem*, 1950, 187, 697
42 Nimni M.E., *Nutrition & Metabolism* 2007, 4, 24
43 Nimni M.E., ebd.
44 Martinez Y., *Amino Acids*, 2017
45 Sanderson S. M. , *Nature Reviews*, 2019,19, 625
46 Stipanuk M.H., *Journal of Nutrition*, 2006, 136, 6, S1652
47 He X., *J Proteome Res*, 2014, 13, 5281
48 Abkürzung für 3'-Phosphoadenosin-5'-Phosphosulfat
49 Wong Th., ebd.
50 Strott CA, ebd.
51 Asprey D. *Podcast #238*, 2013, Seneff St., (MIT, Massachusetts Insitute of Technology, USA)
52 Mercola J., Interview-Transcript, Sep. 2011, Seneff St., (MIT, Massachusetts Insitute of Technology, USA)
53 Da Costa D., *Annu Rev Biomed* Eng, 2017, 19, 1
54 Coughtrie M.W.H., *Pharmacogenomics J*, 2002, 2, 297
55 Sahai A., *The Anatomical Society of India*, 2013, 62, 170
56 Bayliss C.R., *BMJ*, 1985, 291, 1785
57 Menigoz W., *Explore* 2020, 16, 152
58 Oschman J, *J Inflamm Res*, 2015, 8, 83
59 Menigoz W., ebd.
60 Overton E., *Nutrition & Functional Medicine*, 2018
61 Chevalier G., J *Altern Complement Medicine*, 2012, 1-9
62 Mukwevho E, *Molecules*, 2014, 19, 19376
63 Oschman J., *J Bodyw Mov Ther*, 2009,13, 215

64 Menigoz W., ebd.
65 Rahman T., *Adv Bioscie Biotech*, 2012, 3, 997
66 Martin H.H., *ZKM*, 2018, 3, 22
67 Rahman T., *Advances in Bioscience and Biotechnology*, 2012, 3, 997
68 Withee E. D., *J Int Soc Sport Nutr*, 2017, 14:24
69 Eker M. E., *Foods*, 2020, 9, 2
70 Huang C., *Xenobiotica*, 2009, 39, 312
71 Zaller J.G., ebd.
72 Hybertson B.M., *Molecular Aspects of Medicine*, 2011, 32, 234
73 Butawan M., ebd.
74 Butawan M., ebd.
75 Mukwevho E, ebd.
76 Wu G., *J Nutr*, 2004, 134, 489
77 Franco R., *Arch Physio Biochem*, 2007, 113, 234
78 Ballatori N., *Biol Chem*, 2009, 390(3), 191
79 Calabrese G., *Antiox Redox Signal*, 2017, 27, 1162
80 Butawan M., ebd.
81 Alehagen U., *PLOS*, 2015
82 Sarikaya E., *Glutathione Peroxidase in Health and Disease*, 2020
83 Nandi A., *Oxid Med Cell Long*, 2019 S
84 Ighodaro O.M., *Alexandria Journal of Medicine*, 2018 , 54, 287
85 Amirshahrokhi K., *Inflammation* ,2013, 36, 1111
86 Biwas S. K., *Oxid Med Cell Long*, 2016, Articel ID 5698931
87 Kloesch B., *Life Sci*, 2011, 89, 473
88 Christian F., *Cells*, 2016, 5, 12
89 Ahn H., *Cytokine*, 2015, 71, 223
90 Oshima Y., *Osteoarthr Cartil*, 2007, 15, C123
91 Butawan M., ebd.
92 Miller L. E., *J Cardiovas Disease*, 2018, 8.3, 31
93 Amirshahrokhi K., ebd.
94 Amirshahrokhi K, *Toxicol Appl Pharmacol*, 2011, 253, 197
95 Ghosh R., *Oxid Med Cell Long*, 2014, Article ID 536962
96 Maroon J., *Surg Neurol Int*, 2010, 1, 80nn
97 Nimni M., ebd.
98 Klaassen C.D., *FASEB J*, 1997, 11, 404
99 Klaassen C.D., ebd.

100 Cohen I. V., *EBioMedicine*, 2018, 28, 316
101 Swanson N. L., *Int J Hum Nutr Funct Med*, 2016, 4, 32
102 Chiba H., *Proc Natl Acad Sci USA*, 1995, 92, 8176
103 Komatsun K., *Biochem Biophys Res Comm*, 1994, 203(3), 1178
104 Lu W., *Mol BioSyst*, 2013, 9, 522
105 Funke T., *PNAS*, 2006, 35, 13010
106 Melendez-Hevia E., *J Biosciec*, 2009, 34, 853
107 Lee N., *Oncogene*, 2020, https://doi.org/10.1038/s41388-020-01395-9
108 Wong Th., ebd.
109 Badenhorst Ch., *Expert Opin Drug Metab Toxicol*, 2013, e-ISSN 1744-7607
110 Marotti A., *Future Sci*, 2015, 3, FS023
111 Salleh M. R., *Malay J Med Scienc*, 2008, 4, 9
112 Epel E. S., *Hormones*, 2009, 8(1), 7
113 Schubert C., *ZKM*, 2015, 1, 44
114 Nipin SP, *Experi Therap Med*, 2020, 19, 214
115 Butawan M, ebd.
116 Strott CA, ebd.
117 Foster P, *J Mole Endocrinology*, 2018, 61, T271
118 Langford R, *J Gen Genomics*, 2016, doi: 10.1016/j.jgg.2016.08.001.
119 Waring RH, *J Nutr Environ Med*, 2000, 10, 25
120 Foaster P, ebd
121 Wojta K, *Pharmacol Reports*, 2006, 58, 335
122 Bergmann M, *DFG –FOR1369*: Sulfatierte Steroide …, 2014, Uni Gießen
123 Bernhardt R, *Sulfat-Formen …regulieren Synthese der Steroidhormone*, PK Healthcare-saarland.de, 2016
124 Neill Th, *Biochemistry*, 2015, 54, 4583
125 Reed MJ, *Endoc Reviews*, 2005, 150, 54
126 Bakhaus Kh, *Membrantransporter für sulfatierte Steroidhormone*, 2014, Dissertation Uni Gießen
127 Cook I., *Biochem Pharmacol*, 2019, 159, 25
128 N.N., *Alternative Medicine Review*, 2007, 12, 364
129 Cohen IV, ebd.
130 Zuberbier Th., *Europäische Stiftung für Allergieforschung (ECARF)*, Interview NDR Info, 7.5.2018
131 *NZZ*, 9.4.2018
132 Hasegawa T., *Jpn Pharmacol Ther*, 2005, 33(12), 1217

133 Barrager E., *J Altern Complement Med*, 2002, 8, 167
134 Barrager E., *J Altern Complement Med*, 2003, 9, 15
135 Hewlings S., *JMIR Res Protoc*, 2018, 7(11), e11139
136 AHN H., *Immunobiology*, 2014, 219(4), 315
137 Beilke MA., *J Lab Clin Med*, 1987
138 Ballatori N, *Biol Chem*, 2009, 390(3), 191
139 Butawan M., ebd.
140 Liu H., published online 2012, *PMID*: 22327427
141 Gilleron M., *J Exp Med*, 2004, 199(5), 649
142 Wong Th., ebd.
143 Jinno A., *Methods Mol Biol*, 2015, 1229, 567
144 Hallak L., *J of Virology*, 2000, 74(22), 10508
145 *GEO*, 7/2018, 28
146 Fuchs J, *J Health Mon*, 2017, 2(3) RKI-GBE-2017-056
147 Klaassen C., ebd.
148 Murav'ev IU V, *Patol Fiziol Eksp Ter*, 1991, 2, 37
149 Debbi EM, *BMC Compl Altern Med*, 2011, 11, 50
150 Butawan M., ebd.
151 Pagonis Th, *Int J Orthopaedics*, 2014, 23 (1), 19
152 Lawrence RM, *Int J Anti-Aging Med*, 1998, I(I), 50
153 Da Costa D, ebd.
154 Cordoba F, *OsteoArth Cartil*, 2003, 11, 228
155 Nimni M, ebd.
156 Joung YH, *PLOS*, 2012, /(10), e47477
157 Kim DN, *Molec Med Reports*, 2016, 14, 460
158 Aljohani H, *PLOS*, 2019, 14(12), e0225598
159 Ozgocmen S., *Mol Cell Biochem*, 2007b, 295, 45
160 Ozgocmen S., *Arch Med Res*, 2007a, 38, 196
161 Maggio D., *J Clin Endocrinol Metab*, 2003, 88, 1523
162 Vafa R., Dissertation, Sporthochschule Köln Prof. Bloch, 2007
163 Bloch W., *Blickpunkt Der Mann*, 2004, 2(3), 13
164 Friedrichsen H.P., *Zs f Orthomol Med*, 2012, 2, 15
165 Simioni C., *Oncotarget*, 2018,)(24), 17181
166 Kawamura T, *Antioxidants*, 2018, 7, 119
167 Bloch W., ebd.
168 Löllgen H., *ZKM*, 2020, 1, 54

169 Bloch W., ebd.
170 Peel S., *Am Soc Biomech Conference* Aug, 2015 at Columbus, OH, USA
171 Kalman D., *FASEB* J, 2013, 27; 17076.7
172 Van der Merwe M., *J Sports Med*, 2016, Article ID 7498359
173 Withee E., *J Int Soc Sports Nutr*, 2017; 14, 24
174 Van der Merwe M., ebd.
175 Nakhostin Roohi B., *Iran J Pharma Research*, 2013, 12(4), 845
176 Kim Y.H., *Biol Pharm Bull*, 2009, 32(4), 651
177 Tajes M., *Mol Membr Biol*, 2014, 31(5), 152
178 NN, *Altern Med Rev*, 2003, 8, 4, 438
179 Morley W.A., *Surg Neurol Int*, 2014, 5, 97
180 Mossuto M.F., *Int J Cell Bio*, 2013, ID 318319
181 Oka O.B., *Biochim Biophy Acta*, 2013
182 Toichi K., *J Biol Chem*, 2013, 288, 4970
183 Mossuto M.F., ebd.
184 Miyata S., *Nat Neurosc*, 2012, doi:10.1038/nn.3023
185 Foscarin S., *Aging*, 2017, 9, 6, 1607
186 Hayes A.J., *Biochem Jour*, 2018, 475, 2511
187 Sorg B.A., *J Neurosci*, 2016, 36(45), 11459
188 Ballatori N., ebd.
189 Butawan M., ebd.
190 Ballatori N., ebd.
191 Pearce R.K., *J Neural Transm*, 1997, 104, 661
192 Ballatori N., ebd.
193 Quiroz E.N., *Int J Mol Sci*, 2019, 20, 5679
194 NN, *Altern Med Rev*, 2007, 12, 4, 364
195 Quiroz E.N., ebd.
196 Geier, A.D., *Neurochem*, Res, 2009, 34, 386-393 und Seneff, St., *Entropy*, 2012, 14, 1953-1977
197 Campell-McBride N., *Gut and Psychology Syndrome*, 2010, S.47
198 Bittker S., *J Autism*, 2016, 3, 3, doi:10.7243/2054-992X-3-3
199 Soya M., *Scientific reports*, 2018, 8:1, 285
200 Matsui T., *J Physiol*, 2012, 590, 3, 607
201 Butawan M., ebd.
202 Morris G., *Austr N Zeal J Psychiat*, 2018, 52, 924
203 Butawan M., ebd.

204 © Dr. Frank Liebke, 2020
205 *Statista.com*
206 Martin H.H., ebd.
207 Gröber U., *Zs Othomol Med*, 2014, 1, 3
208 Sarikaya E., ebd.
209 Lutchmansingh F.K., *PLOS ONE*, 2018, e0198626
210 Ballatori N., ebd.
211 Giral P., *Arterioscler Thromb Vasc Biol*, 2008, 28, 587
212 Whiting P.H., *Br J Biomed Sci*,2008, 65, 71
213 Catherwood M.A., 2002, 61, 599
214 Butawan M., ebd.
215 Friedrichsen H.P., *Zs Orthomol Med*, 2013, 3, 6
216 Shi X., *Mol Cell Biol*, 2014, 34, 3, 485
217 Al Iaham S.A., *Braz J Pharm Sci*, 2018, 54, 1, e17442
218 Sousa-Lima I., *Metabolism*, 2016, 65, 10, 1508
219 Jo E.S., *Molecules*, 2020, 25, 2342
220 Thornalley P.J., *Diabetologia*, 2007, 50, 2164
221 Gröber bU., *Zs Orthomol Med*, 2008, 4, 4
222 Lonsdale D., *Evid Based Compl Altern Med*, 2006, 3, 1, 49
223 Cummings M.H., *Int J Clin Pract*, 2011, DOI:10.1111 j. 1742
224 Jurgenson Ch., *Annu Rev Biochem*, 2009, 78, 569
225 Pacal L., *World J Diabetes*, 2014, 5, 3, 288
226 Gurr M., *Prog Lipid Res*, 1992, 31,3, 195
227 Berger M., *Z Kardiol*, 1993, 82, 399
228 Adams D.D., *Q J Med*, 2011, 104, 867
229 Ravnskov U., *The Cholesterol Myths*, 2000, 2002, 2014
230 Friedrichsen H.P., ebd.
231 Mohammadi S., *Adv Pharmacol Sci*, 2012, ID 507278
232 Miller L., *Am J Cardiovasc Dis*, 2018, 8, 3, 31
233 Seneff St., *Theor Biol Med Model*, 2015, 12, 9
234 Levitan I., *Antioxid Redox Signal*, 2010, 13, 39 Redox
235 Strott CA, ebd.
236 https://www.eonutrition.co.uk/post/sulfate-iii-its-all-about-blood-floe-why-sulfation-is-prioritised
237 Mann G.V., *Am J Clin Nutr*, 1960, 8, 491
238 Reitsma S., *Europ J Physiol*, 2007, 454, 3, 345

239 Sarikaya E., ebd.
240 Overton E., *Nutr Funct Med*, Jul 21, 2018
241 Hauss W.H., *J Atheroscler Res*, 1962, 2, 1-2, 50
242 Sennef St., *Cholesterol Sulfate, Electricity and the Vasculature*, 2015
243 Barroso M., *J Inborn Errors Metab Scree*, 2017, 5, 1; neben der Schwefelabgabe (zuvor durch Vitamin-B_6-abhängige Transulfierung aufgeladen) kommt es auch zur Abgabe von Methylgruppen; insgesamt eignet sich das S-Adenosylhomocystein (SAH) als Gefäßstress-Marker wohl besser als die Bestimmung des Homocysteins bzw. Gesamhomocysteins.
244 Alam S.S., *Annals New York Academy Sci*/ Biol Act Med App of $DMSO_2$, 1983, 411, 1, 318
245 Layman D.L., *Vi Cell Dev Biol*, 1087, 6, 422
246 Cystathione-β-Synthase CBS, Finkelstein J.D., *Eur J Pediatr*, 1998, 157, S2, S40
247 Fernandes H., *Revista Bras Hematol Hemater*, 2011, 33, 4, 297
248 Roeb E., *Ratgeber Fettleber – Gastro Liga*, 2017,
249 Benedict M., *World J Hepatol*, 2017, 9, 16, 715
250 Kim J-H., *World J Hepatol*, 2014, 6(2), 98
251 Than N.N., *Atherosclerosis*, 2015, 239, 192
252 Worm N., *Zs Orthomol Med*, 2015, 4, 5
253 Arciello M., *Int J Mol Sci*, 2013, 14, 22052
254 Ghosh R., ebd.
255 Than N.N., ebd.
256 Palego L., *Biochem Pharmacol*, 2015, 4, 1
257 Langford R., ebd.
258 Hewlings S.,ebd.
259 Yalcin E.B., *Toxicol Appl Pharmaco*, 2016, 292, 75
260 Birnbaum L., *Molec Integ Toxicol*, 2014, DOI 10.1007/978-1-14471-6500-2_1
261 Amirshahrokhi K., ebd.
262 Butawan M., ebd.
263 Bohlooli S., *Iran J Basic Med Sci*, 2013, 16(8), 896
264 Ahn H., ebd.
265 Shi X., ebd.
266 Seneff St., *Sulfur Deficiency*, 2011, www.westonaprice.org/health-topics/abcs-of-nutri/sulfur-deficiency/tion
267 Alnouti Y., *Toxicol Sci*, 2009, 108(2), 225
268 Rüffer A., *zkm*, 2015, 4, 10
269 Aquino R.S., *Front Biosci* (Landmark Ed), 2016, 21, 1260

270 Nach Bachmann R.M., *EHK*, 2013, 62, S.35

271 Waring R.H., *Sulfate and Sulfation*, School of Bioscience, University of Birmingham, UK

272 Günal S., *JBC*, 2019, Rev 119.007422

273 Kahan S.C., *Rev Endocr Metab Disord*, 2012DOI 10.1007/s11154-012-9215-7

274 Jarocki P., *PLOS ONE*, 2014, 9(12), e114379

275 Mu Q., *Front Immunol*, 2017, 8, 598

276 Murch S.H., *J Gastroenterol Hepatol*, 1995, 10, 210

277 Samsel A., *Interdiscip Toxicol*, 2013, 6(4), 159

278 Strott C.A., ebd.

279 Seneff St., *Agricultural Sci*, 2015, 6, 42

280 Bittker S, ebd.

281 Seneff St., ebd.

282 Bairam A.F., *Biochem Pharmacol*, 2018, 151, 104

283 Morley W., ebd.

284 Toldi. V., *J Biol Chem*, 2020

285 Szabo A., *PLOS ONE*, 2014, 9, 7, e102063

286 Herschler, R.J., *Use of MSM to treat parasitic infections*, U.S. Patent 4.914.135.26, 7/1989

287 He X., *J Proteome Res*, 2014, 13, 5281

288 Amirshahrokhi K., *Europ J Pharma*, 2017, 811, 240

289 Laham S.A., *Int J Curr Pharm Res*, 2019, Vol 11, 3, 51

290 Butawan M., ebd.

291 Sarikaya E.,ebd.

292 Von Ruesten A., *PLOS ONE*, 2012, 7, 1, e30972

293 Hirshkowitz M., *Nat Sleep Foundation's sleep time duration recommendations*, 2015, 1(1), 40

294 Consensus Conference Panel, AA of Sleep Medicine, *JCSM*, official publication, 2015, 11(6), 591

295 Mayo J.C., *J Pinneal Res*, 2017m62, e12391

296 Posadzki P.P., *BMC Medicine*, 2018, 16, 18

297 Jenwitheesuk A., *Int J Mol Sci*, 2014, 15, 16848

298 Yang Y., *J Pineal Res*, 2014, 57, 357

299 Mahlberg R., *Neurobiol Aging*, 2008, 29, 203

300 Tricoire H., *Endocrinology*, 2002, 143, 1, 84

301 Kuberan B., *J Biol Chem*, 2004, 279, 5053

302 Hartzell S., *Entropy*, 2012, 14, 1953

303 Morley W.A., ebd.

304 Manski D., *Urologielehrbuch.de*, Urodynamik/Zystometrie, aufgerufen 1.9.2020
305 Interstitielle Cystitis IC/BPS, *AWMF online*, 9/2018
306 Engles C.D., *Urology*, 2012, 79(2), 483
307 Perez-Marrero R., *J Urol*, 1988, 140, 36
308 Childs S.J., *Urol Clin N Am*, 1994, 21, 85
309 Al Laham S.A., *Braz J Pharm Sci*, 2018, 54(1), e17442
310 Silosi I., *Rom J Morphol Embryol*, 2016, 57(2), 633
311 Jose J., *Oral Maxillofac Pathol J*, 2014, 5, 1, 434
312 Viswanath D., *J Dent Med Sci*, 2013, 6, 6, 8
313 Klein R., *Informationen zu Antikörpern*, Uniklinik Tübingen Abt. II, Basisinformationen, abgerufen 20.7.20
314 Miller N.Z., *Miller's review of critical vaccine studies*, 2016, New Atlanta Press, Santa Fe, NM, USA
315 Viswanath D., ebd.
316 *DER SPIEGEL*, So schmeckt die Zukunft, 12/2017, 97
317 Ma W.-T., *Front Immunol*, 2019, 10, 1140
318 Mu Q., *Front Immunol*, 2017, 8, 598
319 Akramas L., *J Hell Vet Med Soc*, 2019, 70(2),1516
320 Butawan M., ebd.
321 Wong T, ebd.
322 Klaassen C., ebd.
323 Bradley H., *J Rheumatol*, 1994, 21, 1192
324 Stipanuk M.H., *Amino Acids*, 2009, 37(1),55
325 Karabay A.Z., *Int J Mol Sci*, 2016, 17, 1123
326 Lim E.J., *PLOS ONE*, 2012, 7, 4, e33361
327 O'Dwyer P.J., *Cancer*, 1988, 62(5), 944
328 Kim J-H., ebd.
329 Kowalska K., *Cell Biol Toxicol*, 2020, doi.org/10.1007/s10565-020-09542-4
330 Nipin S.P., *BMC Cancer*, 2015, 15, 474
331 Ballatori N., ebd.
332 Butawan M., ebd.
333 Sarikaya E., ebd.
334 Teskey G., *Adv Clin Chem*, 2018, 87, 141
335 Samsel A., *JBPC*, 2015, 15, 121
336 Baumann L., *J Pathol*, 2007;211, 241
337 Krutmann J., *JDS*, 2017, 85, 152

338 Gragnani A., *Adv Aging Res*, 2014, 3, 265
339 Muizzuddin N., *Int J Vitam Nutr Res*, OptiMSM, 2020, 1-10
340 Anthonavage M., *Nat Med J*, 2015, 7, 11
341 Butawan M., ebd.
342 Anthonavage M., ebd.
343 Haniffa M., *JDS*, 2015, 77, 85
344 Levy L.L., *Clin Cos Invest Dermal*, 2012, 5, 173
345 Porcheron A., *PLOS ONE*, 2013, 8, 3, e57985
346 Richmond V.L., *Life Sci*, 1986, 39, 3, 263
347 Hou Y., *Exper Biol Med*, 2015, 240, 997
348 He X., ebd.
349 Cruz C.F., *Cosmetics*, 2016, 3, 26,
350 Muizzuddin N., *Nat Med J*, 2019, 11, 11
351 Wong T., ebd.
352 Klaassen C.D., ebd.
353 Williams R.J., *J Aut Devel Disord*, 2020, 50, 153
354 Dawson P.A., *nutrients*, 2015, 7, 1594
355 Falany C.N., *FASEB*, 1997, 11, 206
356 Coughtrie M.W.H., ebd.
357 Kester M., *The importance of thyroid hormone sulfation during fetal development*, Dissertation Erasmus University Medical Center Rotterdam, NL, 2001
358 Hartzell S., ebd.
359 Blatt, G.J., *J Autism Dev Disord*, 2001, 31, 537
360 Fatmi S.H., *Cerebellum*, 2012, 11, 777
361 Hartzell S., ebd.
362 Theoharides T.C., *J Neuroflam*, 2011, 8, 168
363 Green L., *Biol Psychiat*, 2001, 50, 609
364 Dawson P.A., ebd.
365 Lin B., J *Chromatogr B Biomed Sci Appl*, 1997, 704, 99
366 Bittker S., ebd.
367 Marañón G., *Acta Vet Scand*, 2008, 50, 45
368 NIPIN SP, *Experi and Therap Med*, 2020, 19, 214
369 Wertz P.W., *J Lipid Res*, 1985, 1320
370 Bowe A., easycaredownunder.com.au
371 Hewlings S., ebd.
372 Butawan M., ebd.

Über den Autor

Dr. med. Frank Liebke, Jahrgang 1959, ist Facharzt für Allgemeinmedizin und klinischer Arzneimittelprüfer. Er promovierte zum Thema Verhaltenstherapie und Übergewicht.

Dr. Liebke gehört zu den absoluten MSM-Pionieren im deutschsprachigen Raum. Seit mehr als 20 Jahren berät und forscht er intensiv zu diesem Thema und gründete kürzlich sein eigenes Praxis-Forschungsinstitut. Die spannenden und teilweise verblüffenden Ergebnisse, die er durch seine jahrelangen Recherchen zur Wirkweise von MSM entdeckte, stellt er in seinem neuen Ratgeber vor.

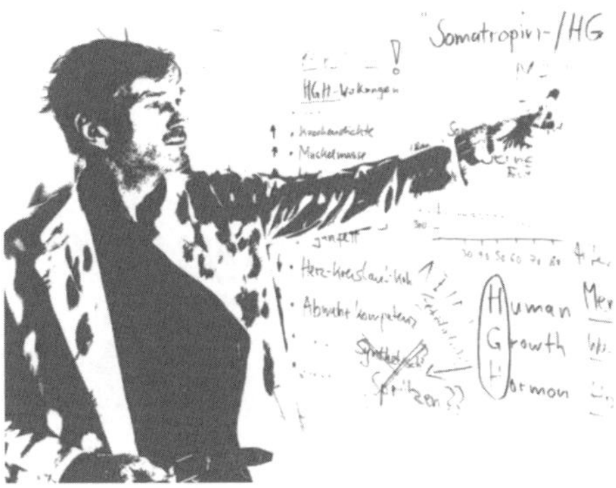

Dr. Liebke ist Autor zahlreicher Ratgeber (u. a. zu den Themen Chlorella-Algen und Omega-3-Fettsäuren); die Bücher wurden in mehrere Sprachen übersetzt. Seine größte Leidenschaft gilt der ganzheitlichen Medizin. In seinen Seminaren („Dr. Liebkes Lifecheck") betont er die Stärkung der gesundheitlichen Kompetenz jedes Einzelnen, insbesondere für mehr Lebensfreude und Lebensqualität. Seine Leidenschaft und sein humorvoll-kompetenter Vortrags- und Seminarstil begeisterten schon viele Tausend Menschen.

Dr. Liebke ist außerdem Psychotherapeut für Logotherapie und Existenzanalyse, Unternehmensgründer und -berater sowie als Dozent und Vortragsredner tätig.

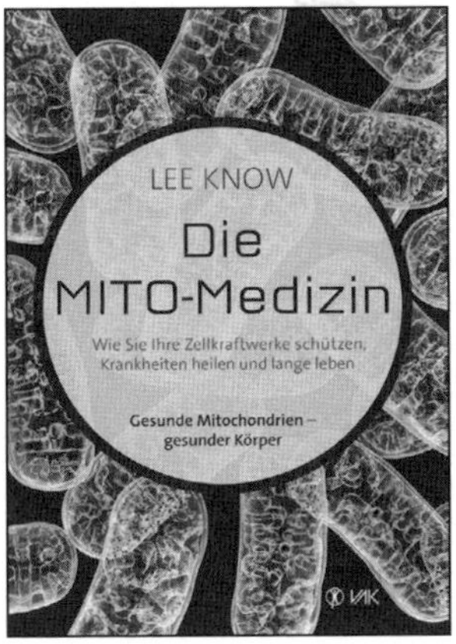

Lee Know:

Die Mito-Medizin

Wie Sie Ihre Zellkraftwerke schützen, Krankheiten heilen und lange leben

Leseprobe: www.vakverlag.de

Warum altern wir? Welche Verbindung besteht zwischen Alzheimer und Herzinfarkt? Was haben Erschöpfung und Stress mit dem Stoffwechsel zu tun? Die Antworten liefern die Mitochondrien, die jede Zelle in unserem Körper mit Energie versorgen. Wenn wir verstehen, wie sie funktionieren, verstehen wir auch, wie wir bis ins hohe Alter gesund bleiben können. Hier erfahren Sie, wie Sie Ihre Mitochondrien gesund erhalten können, wenn Sie z. B. in Ihren Alltag mehr Bewegung einbauen oder Ihre Ernährung mit gesunden Fetten, spezifischen Vitaminen und Nährstoffen aufwerten.

320 Seiten, 11 Illustrationen, Paperback (15 x 21,5 cm)
ISBN 978-3-86731-212-7

Dr. med. Klaus Erpenbach, Heike Schröder:

Voll fertig! Bin ich nur müde oder schon krank?

Mehr Energie und Gesundheit dank neuer Erkenntnisse aus der Mitochondrien-Medizin

Leseprobe: www.vakverlag.de

Die Mitochondrien spielen eine Schlüsselrolle für die Wirksamkeit des Immunsystems, für Stoffwechsel, Organfunktionen und gesundheitliche Stabilität des Menschen. Die Autoren klären auf über die Faktoren, die die Mitochondrien schädigen: Stress, Infekte, hormonelle Probleme, Giftstoffe, Elektrosmog, Mobilfunkstrahlung und Nebenwirkungen von Medikamenten. Viele Schädigungen beruhen auf einem Mangel an Mikronährstoffen. Daraus ergibt sich der Schwerpunkt der Behandlung.

208 Seiten, 150 Abbildungen, Paperback (16,5 x 22,5 cm)
ISBN 978-3-86731-178-6

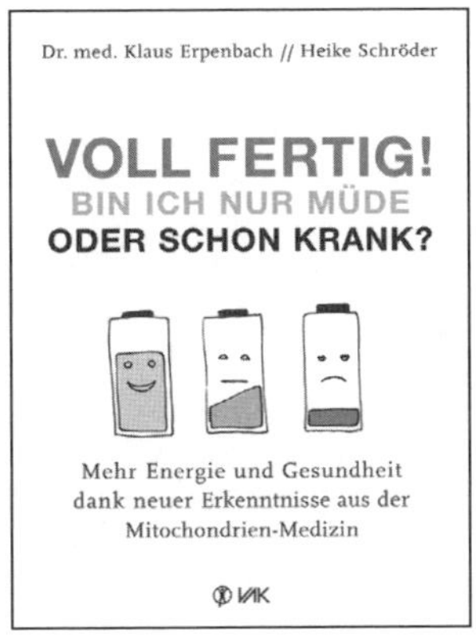

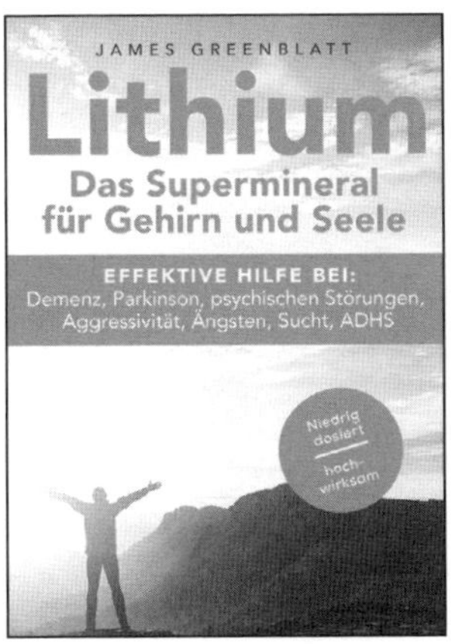

James Greenblatt:

Lithium – Das Supermineral für Gehirn und Seele

Effektive Hilfe bei: Demenz, Parkinson, psychischen Störungen, Aggressivität, Ängsten, Sucht, ADHS

Leseprobe: www.vakverlag.de

Alltagsstress und Umweltverschmutzung bilden den perfekten Nährboden für psychische Erkrankungen wie Demenz, Parkinson, bipolare Störungen, ADHS, Sucht, Angststörungen, Aggressivität oder Depression. In der Medizin kommt häufig hoch dosiertes Lithium zum Einsatz, denn es macht die Patienten ausgeglichener. Doch die Nebenwirkungen steigen mit der Dosis. Viel gesundheitsschonender ist niedrig dosiertes Lithium. James Greenblatt erklärt die Funktionsweise und den besonderen Stellenwert von niedrig dosiertem Lithium bei der Behandlung psychischer Erkrankungen.

272 Seiten, Paperback (13 x 20,5 cm)
ISBN 978-3-86731-203-5

Bestellen Sie unsere kostenlosen Kataloge unter: www.vakverlag.de